JN206732

デンタルハイジーンBOOKS

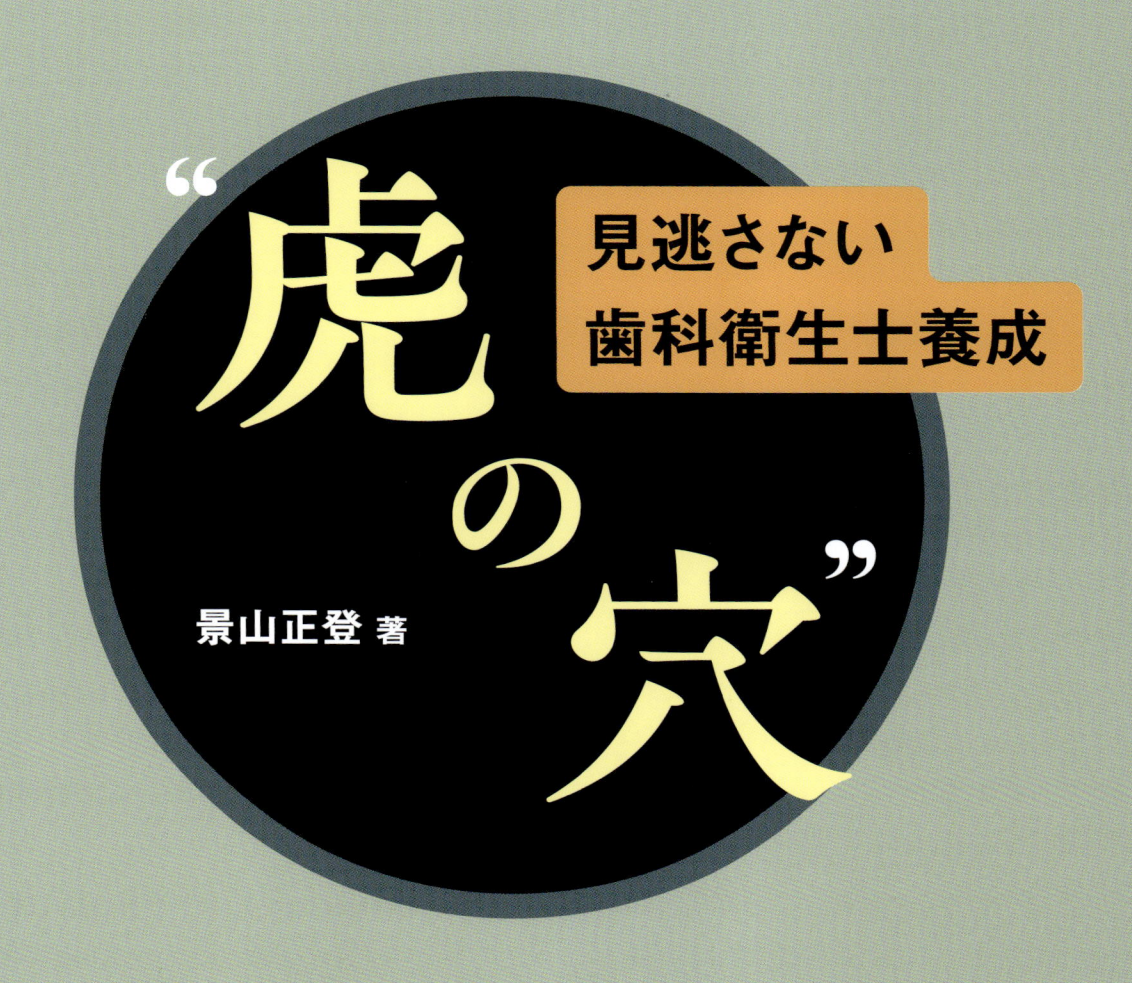

"虎の穴"

見逃さない
歯科衛生士養成

景山正登 著

メインテナンス
&
リスクコントロールの視点

医歯薬出版株式会社

This book is originally published in Japanese
under the title of:

DENTAL HYGIENE BOOKS
MINOGASANAI SHIKA EISEISHI YOSEI TORA NO ANA—MEINTENANSU &
RISUKU KONTORORU NO SHITEN
(Dental Hygiene Books: Intensive Training Guide—A Comprehensive
Approach to Maintenance and Risk Control)

KAGEYAMA, Masato
 Director of Kageyama Dental Clinic

© 2025 1st ed.

ISHIYAKU PUBLISHERS, INC.
 7-10, Honkomagome 1 chome, Bunkyo-ku,
 Tokyo 113-8612, Japan

はじめに〜風を感じていたい〜

🐾 きっかけは……

きっかけは，谷口威夫先生（長野市・谷口歯科医院）と，当時同院の歯科衛生士として勤務していた山岸貴美恵さんの講演をスタッフといっしょに聞いたことである．37年前（1988年）のその日は木枯らしが吹き，寒かった．谷口歯科医院の歯科医師と歯科衛生士の温かみのある連係プレーを目の当たりにし，感動した．掲げた目標に向かって医院が一丸となり取り組む姿に憧れを感じた．会場は熱気に包まれ，帰り道にはあまり寒さを感じなかったことをいまでも覚えている．自分の歯科医院でもスタッフと連携して診療に取り組みたいと思った．

大学院修了後の1983年9月，ほとんど臨床経験をもたなかった私は，不安を抱きながら，地元である東京都中野区に開院した．"患者さんのためになることをしたい"と漠然と考えてはいたが，いま思えば明確な診療目標はなかった．私の想いとは裏腹に，数年経つと治療後のトラブルが目に付くようになってきた．そんなときに聞いた講演であった．医院の風向きが変わるきっかけだった．

講演会の次の日，スタッフから「私たちもいっしょにやりましょう」という声があがった．同じ想いを抱いてくれていたことがうれしかった．これがチーム診療への取り組みの第一歩であった．スタッフ全員で「歯を長持ちさせ，快適で健康な口腔が維持されること」という診療目標を決めた．そのためには治療だけでなく「予防」にも力を注ぐことにした．歯科医師，歯科衛生士，歯科技工士の役割を明確にし，お互いを尊重して診療に臨むことになった．そして1989年1月よりそれまでの「対症療法」を主体とした診療から「予防」を中心にしたチーム診療へと診療体制を変えた．当院の全員が目標に向かって歩きはじめた．

🐾 いつも追い風とは限らない

しかし，予防歯科を導入したといっても，いつも順風満帆というわけにはいかなかった．プラークコントロールが主体であることはいまも変わりないが，当初はプラークスコアを20％以下にすることに夢中になり，プラークの付着部位を探し，そのプラークを取るように繰り返し指導していた．あるとき，患者さんが申し訳なさそうに「歯磨きの練習はもういいから，早く治療してください」と言った．また，「一方的に押しつけられている気がする」という声も聞こえた．

いま思うと，「歯を長持ちさせ，快適で健康な口腔が維持されること」という目標にとらわれすぎ，"私たちが患者さんの健康を維持させてあげなければ"とプラークスコアを下げることに必死になっていたのだと思う．予防歯科の導入から数年間，試行錯誤を続けるなかで，"誰のための健康なのか？"と疑問が生じてきた．そのころから，"患者さんが口腔の環境をみずから守れるようにお手伝いをすることが私たちの役目ではないか"と考えるようになった．そこで，私たちは患者さんが「自分の健

康は自分で守る」という意識をもつことができるように働きかけたいと考え，それを診療の目標に加えることにした.

逆風を感じて……

　自分の健康を自分で守るためには，全身状態や口腔内の状態を患者さんみずからが知る必要がある．そこで，検査後に歯科医師が説明するだけでなく，歯科衛生士からも検査中や検査後に口腔内の状態をできるだけデータを用いて伝えるようにした．健康というのは，患者さんみずから“改善しよう”“維持しよう”と思わなければ達成できないものである．そのためには，患者さんが歯科に対して何を望んでいるか把握する必要がある．口腔の健康を維持していきたいと思えば，治療だけでなく予防も必要であり，患者さんみずから参加しなければならない．そうなると，プラークコントロールに取り組むモチベーションがあるのか，生活のなかに時間的余裕があるかなどを知ることも大切になる．当院では初診時に歯科衛生士が患者さんの話を伺っているが，そのとき，主訴や既往歴とともに，患者さんの考えや希望，生活背景などを聞くように心がけている．「患者さんが望むことを知りたい」「患者さんに自分の口腔内の状態を知ってもらいたい」と考えることが，歯を長持ちさせ，快適で健康な口腔を維持するという目標を成し遂げる出発点になると思うからだ.

　ブラッシング指導も，「なぜプラークを除去しなければいけないのか」「除去するとどうなるのか」を患者さんが理解してはじめて意味がある．そのため，患者さんに歯肉の変化を観察してもらうことにした．指導を押し付けたくなかった．そして，患者さんがどんな気持ちでプラークコントロールに取り組んでいるか知りたかった．そこで，来院時の患者さんの状態や雰囲気をすばやく察知するため，担当の歯科衛生士だけでなく，スタッフ一人ひとりが患者さんに注意を払うように努めた．スタッフ全員のチームプレーが必要だった．頭で理解しているつもりでも，身体で逆風を感じてはじめて気づくことも多い．いま，私がここにいるのはスタッフといっしょに，そのときどきに吹く風を感じることができたからだと思う．ありがたいことである.

風を感じていたい

　誰でも，はじめは新人である．新しく始めることは難しい．ましてや，継続することはさらに難しい．しかし，いつも向かい風ばかりではない．強い風が向かってきても，あなたのまわりには友人や同僚，そして先輩がいる．手をつなげばその風に耐えることもできる．いつか風はやみ，追い風が吹いてくるときもある．とにかく，風に向かって一歩踏み出さなければ始まらない．そして，歩みつづけるといつしか“ベテラン”といわれるようになる．そのときにも，変わらず風を感じていたいものだ.

　この本が，歯科医療に携わる皆様の新たな一歩を踏み出すきっかけとなれば幸いである．そして，私たちもまた，皆様とともに歯科医療の新しい風を感じつづけていきたい.

2025年4月

景山 正登

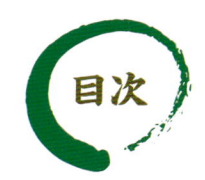

目次

はじめに

序章 歯科衛生士に求められる見逃さない力 ……… 2

1章 歯冠齲蝕を見逃さない ……… 7

2章 プロービング後の出血は隣接面齲蝕とも関係するの? ……… 12

3章 エナメル質初期齲蝕を見逃さない ……… 16

4章 初期根面齲蝕への対応 ……… 23

5章 歯肉炎に向きあうために ……… 28

6章 I度の根分岐部病変を見逃さない ……… 33

7章 フレミタスを触知しよう ……… 38

8章 Tooth Wearを見逃さない ……… 42

9章 非齲蝕性歯頸部歯質欠損(NCCL)を見逃さない ……… 47

10章 歯根破折を見逃さない ……… 52

11章 歯冠破折を見逃さない ……… 57

12章 補綴装置の咬合面の変化を見逃さない ……… 61

13章 不適合補綴装置への対応 ……… 67

14章 粘膜病変を見逃さない〜口腔内外チェックをマスターしよう〜 ……… 72

15章 口腔カンジダ症を見逃さない ……… 77

16章 舌圧痕を見逃さない〜上下歯列接触癖を疑おう〜 ……… 81

17章 唾液減少を見逃さない ……… 88

18章 シェーグレン症候群を見逃さない ……… 93

終章 患者さんの変化を見逃さず,メインテナンスの大切さを
伝えられる歯科衛生士になろう ……… 98

🐾 **Column**

咬合について深掘りニャ! ……… 66

"口腔内外チェック"をマスターするのニャ! ……… 76

顎関節および咀嚼筋の触診手順を確認するのニャ! ……… 103

卒業試験 ……… 104

おわりに

＊本書は,月刊『デンタルハイジーン』2022年1月号〜2023年7月号に掲載された連載「見逃さない歯科衛生士養成"虎の穴"〜何を疑い,どう対応する?〜」を再編し,書き下ろしを加えたものです.

Page Design：クニメディア株式会社　　Illustration：モリナオミ

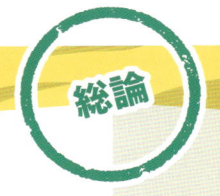

歯科衛生士に求められる見逃さない力

「見逃さない歯科衛生士養成 "虎の穴"」にようこそ

　近ごろ，8020運動推進の成果もあり，高齢になっても自分の歯がたくさん残っている方が増えています．その反面，歯や歯周組織などの口腔組織にトラブルも数多く認められるようになりました．そのため，予防の重要性が強調されるようになり，メインテナンスケアのためにかかりつけ歯科医院に通う患者さんも多くなってきました．そんな患者さんの口腔を生涯にわたって守るため，歯科衛生士が患者さんや口腔の変化を見落とさず，そして口腔の異変に気づく「見逃さない目」をもつ必要性がこれまで以上に高まっているのではないでしょうか．

　口腔を含む全身は，病気を発症する前から病気のサインを出しています．そのサインに気づいて対応できるかできないか，それが健康と病気の分かれ道です．病気のサインを見落とさず早期に発見し治療を行えば，病気の進行を停止させたり，回復させることも可能になります．

　また，口腔内には病気になる可能性が潜んでいることがあります．これをリスクといいます．リスクがあるからといって必ずしも病気になるわけではありませんが，リスクをみつけリスクコントロールすれば，病気の発症を防ぐことができます．リスクは，現象はあっても症状がないので，知識がないと目に見えてきません．

　そこで，本書では，歯科衛生士が患者さんの口腔をみるときに，"何か変だな" "いつもと違う？"といった違和感から患者さんの異変・不調をみつけ出し，さらに，病気のサインやリスクを見逃さないための検査をしっかり行えるようになることを目指します．読者の皆さんがトレーニングを積み鍛錬するトレーニングセンターが，この "虎の穴" です．虎の穴に入り，"見逃さない歯科衛生士" になることを願っています．

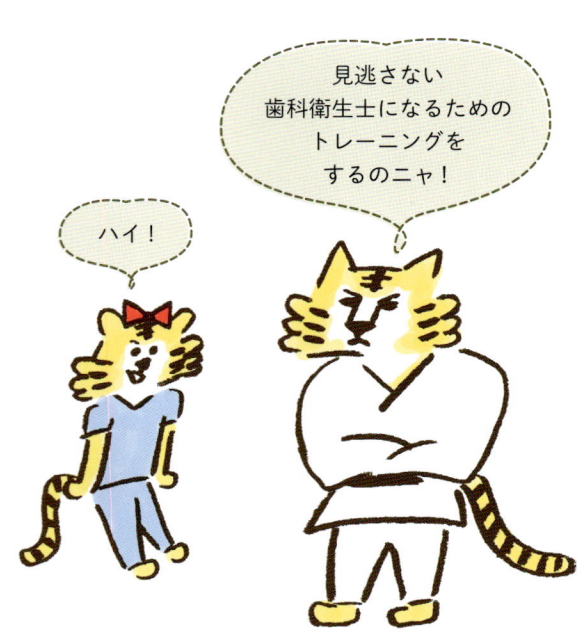

「このプラークは除去しにくいなあ」

　トレーニングをスタートするにあたり，病気のサインやリスクについて，どうすれば見逃さないようにできるか，いろいろと考えを巡らせました．

　本章では，本格的なトレーニングに入る前のウォーミングアップとして，まずは歯や歯周組織の検査を始める前に行うプラーク除去について考えてみたいと思います．

　さっそく，歯や歯周組織に付着しているプラークを見てみましょう．検査前にプラークを除去しているとき，「このプラークは除去しにくいなあ」と感じることはありませんか．

　図1は，27歳女性の初診から2週間後のブラッシング指導開始時の下顎前歯唇側面です．隣接面や歯頸部にはプラークが付着しています．プラークは歯に粘りつくようにしっかりついていて除去しづらく，同部には歯肉の発赤・腫脹が強く認められました[1]．

　さらに，この患者さんの初診時のプロービングチャートとX線写真を見てみましょう（図2）．プロービングポケット深さ（以降，PPD）は全顎的に3mm以下ですが，プロービング時の出血（以降，BOP）は51.9％，プラークは粘着性でプラークコントロールレコード（以降，PCR）は85.8％でした（図2-①）．歯槽骨吸収は認められませんでした（図2-②）．以上の所見から，広汎型プラーク性歯肉炎と診断しました．齲蝕に関しては，7歯に充塡物があり，⌊6 遠心隣接面に初期齲蝕が認められました．

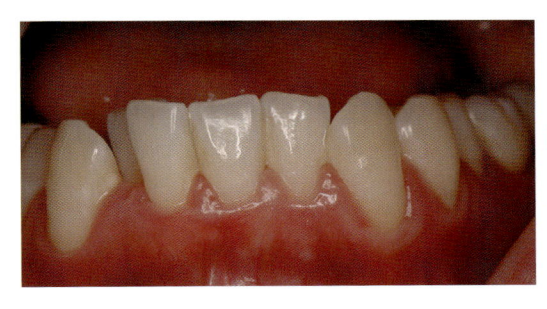

図1　初診から2週間後のブラッシング指導開始時の下顎前歯唇側面

27歳女性．PCRは90.1％で，プラークが隣接面や歯頸部にしっかりと付着している．歯肉の発赤・腫脹が著しい

（文献1）より許諾を得て転載）

歯周病精密検査表　　　　　　　　　　　　　　　　　　　　　　PCR 85.8％

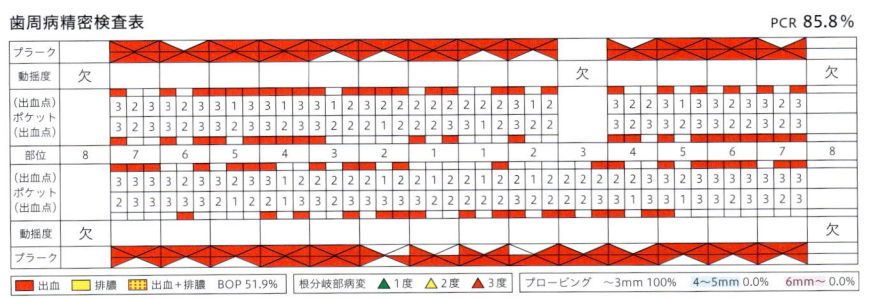

出血 ■　排膿 ■　出血＋排膿 ■　BOP 51.9％　　根分岐部病変 ▲1度 ▲2度 ▲3度　　プロービング 〜3mm 100% 4〜5mm 0.0% 6mm〜 0.0%

図2-①
初診時のプロービングチャート

PCR：85.8％，PPD：3mm以下，BOP：51.9％
（文献1）より許諾を得て転載）

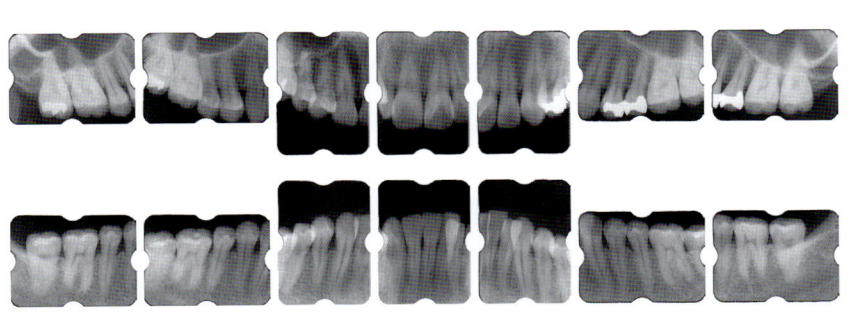

図2-②
初診時のX線写真14枚法

歯槽骨吸収は認められない．充塡が7歯，⌊6 遠心隣接面に初期齲蝕
（文献1）より許諾を得て転載）

では，質問です．いっしょに考えましょう．

質問1 **この患者さんのプラークは，どうして取りにくいのでしょうか？**
質問2 **どのような対策をすればよいのでしょうか？**

質問1 **この患者さんのプラークは，どうして取りにくいのでしょうか？**

回答 　プラークを見るとき，歯面に付着するプラークの量とともに，プラークの質も確認します．プラークの質は，歯面に付着するプラークが除去しやすいかしにくいかで判断します．

　プラークが歯面にべたべたと付着し除去しにくい場合，砂糖摂取が多いことが考えられます[2]．患者さんの食生活をみてみると，食事回数は5回で，砂糖摂取がきわめて多いことがわかりました（**図3**）．

　また，砂糖摂取によりバイオフィルムの変化が起こるとともに，微小血管の破綻により歯肉のうっ血が生じるといわれています[3]．したがって，砂糖摂取が多い方のプラークは粘着性が強くなり，本症例のように歯肉には著しい発赤が現れます．

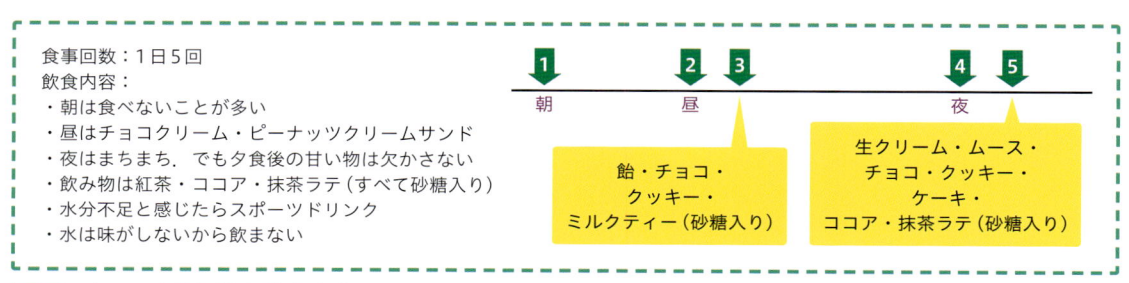

食事回数：1日5回
飲食内容：
・朝は食べないことが多い
・昼はチョコクリーム・ピーナッツクリームサンド
・夜はまちまち，でも夕食後の甘い物は欠かさない
・飲み物は紅茶・ココア・抹茶ラテ（すべて砂糖入り）
・水分不足と感じたらスポーツドリンク
・水は味がしないから飲まない

1 2 3 朝 昼
飴・チョコ・クッキー・ミルクティー（砂糖入り）

4 5 夜
生クリーム・ムース・チョコ・クッキー・ケーキ・ココア・抹茶ラテ（砂糖入り）

図3 **1日の食事回数と飲食内容**
砂糖摂取の量と回数がとても多い

質問2 **どのような対策をすればよいのでしょうか？**

回答 　PCRは初診時85.8%（**図2-①**），ブラッシング指導開始時90.1%と高値を示しました．これは，ブラッシングのテクニックが適切でないというだけでなく，プラークに粘着性があり落としづらいことも原因であると考えられます．

　まず，歯周治療とともに齲蝕予防のために，ブラッシング指導を行うことにしました．PCRが20%台以下であれば，歯周病は再発しにくいといわれていますので[4]，当院では20%以下を目標にしています．

　粘着性のプラークを除去するために，歯ブラシはルシェロB-20Sピセラ（ジーシー）を選択しました（**図4**）．このシリーズの歯ブラシは段差植毛が採用されており，歯間部や叢生部に毛先が入り込みやすく，特に毛先がラウンドになっているBタイプは，毛先がテーパーのものよりプラークが落としやすくなっています．また，毛の硬さがMより軟らかいSは，炎症のある歯肉に適しているという特徴があります．

　歯ブラシの選択に加えて，プラークの質を変えるため砂糖摂取の改善を提案しました．スポーツドリンクなど砂糖を含む飲料も甘い食事として考えることを理解していただき，だらだら食べないで時間を決めて食べること，甘味摂取後は水や麦茶で洗口すること，水分補給はできるだけ水や麦茶で摂るように指導しました．次回から，来

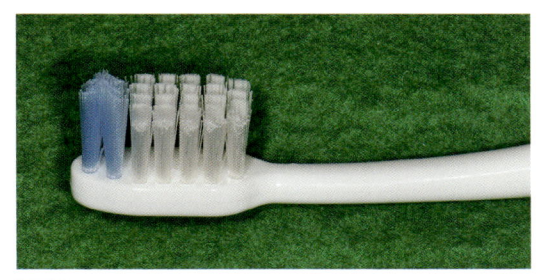

図4　ルシェロB-20Sピセラ（ジーシー）
長い毛と短い毛を混在させた段差植毛が特徴で，歯間部や叢生部にも毛先が入り込みやすい

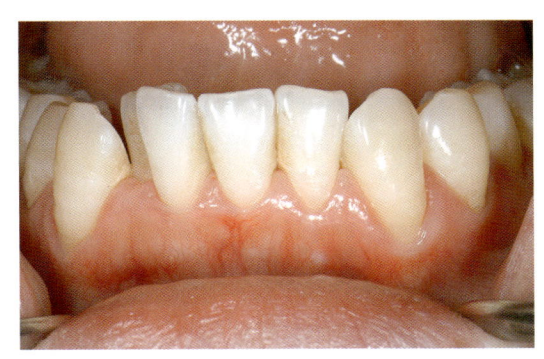

図5　初診から4カ月後のブラッシング指導終了時の下顎前歯唇側面
PCR：38.9％，PPD：3mm以下，BOP：25.3％．隣接面にプラークが残っているものの，歯頸部のプラークはだいぶ除去できるようになった．歯肉の炎症も改善してきた
（文献1）より許諾を得て転載）

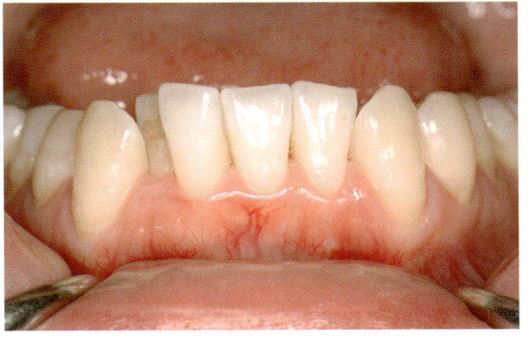

図6　初診から9カ月後の再評価時の下顎前歯唇側面
PCR：29.6％，PPD：3mm以下，BOP：17.3％．プラークはほとんど付着しておらず，歯肉に発赤・腫脹は認められなくなり，炎症は消退した
（文献1）より許諾を得て転載）

院ごとに実践できているかどうかを確認し，改善が難しいことは，患者さんと話し合い変更することにしました．そのうえで，砂糖摂取の量と回数を減らし，それが定着することを目標にしました．

　砂糖摂取を控えることができるようになり，適切なブラッシングテクニックを習得した結果，初診から4カ月後のブラッシング指導終了時にはPCRは38.9％に低下し，隣接面にプラークが残っているものの，歯頸部のプラークはだいぶ除去できるようになりました．それに伴い，歯肉の炎症も消退してきました（図5）．

　初診から9カ月後の再評価時には，PCRは目標の20％以下には届かなかったものの29.6％になりました．下顎前歯にはプラークはほとんど付着しておらず，歯肉に発赤・腫脹は認められなくなり，健康な状態になりました（図6）．

患者さんが病気のサインやリスクについて理解し改善しようと行動しなければ意味がないのよね

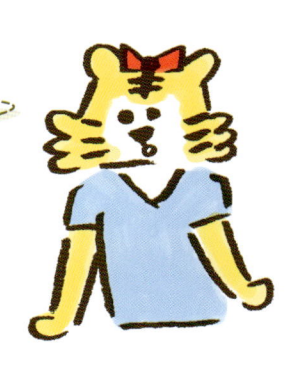

病気のサインやリスクをみつけることはスタートだ！

　砂糖摂取の量と回数を控えることで，プラークの質を改善できることがおわかりいただけたと思います．しかし，患者さんの食習慣や嗜好にかかわることなので，「甘い物を控えてください」と単に口頭で伝えても，患者さんが食習慣を変えることは難しく，「砂糖摂取を減らす」という行動を実際に起こさなければ何も変わりません．また，食習慣の改善は一時的にできても，長続きしないことが多く，変えた食習慣を維持するためには，長期にわたり根気よく確認していく必要があります．

　病気のサインやリスクを見逃すことなくみつけたとしても，今回の症例のように患者さんみずからが生活習慣を改善してくださらなければ，病気の進行を止めたり発症を防いだりすることはできません．患者さんが病気のサインやリスクについて理解し，改善しようと行動しなければ意味がないのです．そのために，私たちは，患者さんが納得できる説明を心がける必要があります．つまり，病気のサインやリスクをみつけることは目的ではなく，スタートなのです．

　序章となる本章では，検査する前に見落としてはいけないプラーク除去について考えてみました．準備運動は終わりです．次章のテーマは「歯冠齲蝕を見逃さない」です．いよいよ，虎の穴でトレーニング開始です！

■ 参考文献
1）景山正登・他．セルフケアの定着を目指して 景山歯科医院のブラッシング指導－33症例から導き出す臨床のポイント．ヒョーロン・パブリッシャーズ；2014．
2）Marsh PD, Nyvad B. The oral microflora and biofilms on teeth. Fejerskov O, Kidd EAM eds. Dental Caries: The Disease and its Clinical Management, 2nd ed. Blackwell; 2008. P.163-87.
3）伏木　享・丸森英史．歯科における「食支援」「食教育」の可能性－キーワードは「味覚形成」－．歯界展望 2013；122：686-703.
4）木下四郎・他．メインテナンスに於ける好ましいプラークコントロールの程度について．日歯周病会誌 1981；23：509-17.

1章

歯冠齲蝕を見逃さない

　前章では，検査前のプラーク除去時にプラークの質，すなわち粘着性について確認することが，患者さんの食生活を見直すきっかけになることを勉強しました．この章では，歯冠齲蝕を見逃さないために歯面を観察します．

齲蝕がみつからない

　歯面を見てみたものの，「どこに齲蝕があるのかわからない」となることはありませんか．

　図1-①は14歳女子の下顎右側大臼歯咬合面です．学校の歯科健診で齲蝕があるといわれて来院しました．口腔内を見てみると，76|の咬合面は唾液で濡れていました．小窩裂溝には黄色いプラークが付着しているようです．齲窩は認められません．齲蝕はあるのでしょうか？

? さっそく，質問です．いっしょに考えましょう．

質問1 **どうすれば齲蝕をみつけることができるでしょうか？**

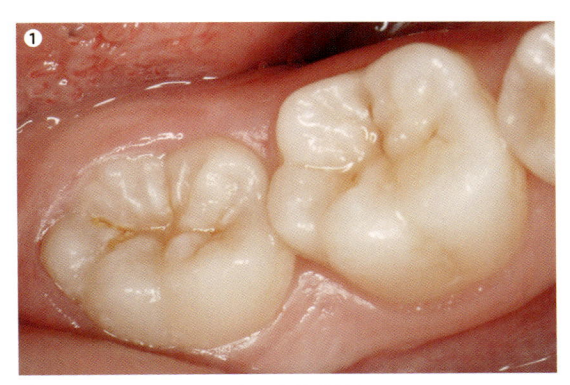

図1　**下顎右側大臼歯の初期齲蝕**
①14歳女子の76|の咬合面を湿潤状態で観察．齲蝕があるかどうかわからない

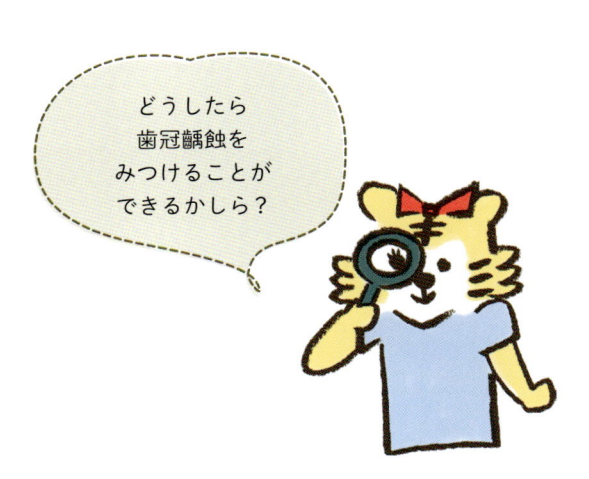

どうしたら歯冠齲蝕をみつけることができるかしら？

歯面を乾燥させると……

質問1 どうすれば齲蝕をみつけることができるでしょうか？

回答 　歯面がはっきり見えなければ，齲蝕があるかどうかわかりません．そのため，まず唾液を取り除く必要があります．唾液がなくなれば，歯面にプラークが付着しているかどうか確認できます．プラークがあるならば除去します．そのとき，プラークの質を確認することを忘れずに．除去時に取れにくい粘着性の高いプラークの場合，砂糖摂取が多いことが考えられます．プラークの質についての詳細は，序章をご参照ください．

　このプラークを除去すると，歯面の状態が見えてきます．白濁や変色している場合もあれば，穴が空いていることがあるかもしれません．

　本症例の場合は，唾液を排除すると，プラークは6|咬合面にはほとんど付着していませんでしたが，7|の小窩裂溝に付着していました．そのプラークを歯ブラシとプローブの側面で除去し，歯面を5秒間乾燥させると，遠心の小窩裂溝部とその周囲の歯面に白斑が認められました（**図1-②**）．これは，エナメル質初期齲蝕病変であり，このような手順を踏むことで目視できるようになります．なお，6|咬合面は健全歯面でした．

　ちなみに，プローブは決して組織内に突き入れるべきではなく，歯面の状態を繊細に触知する器具として触診のために使用しなければなりません．乱暴で不用意なプロービングは，病変の表層にプローブを押し込み，齲窩をつくる可能性があります．

　視診・触診後に撮影した咬翼法X線写真では，7|咬合面のエナメル質初期齲蝕は認められませんでした（**図1-③**）．

　では，視診とX線写真検査はどちらを先に行えばよいでしょうか？　視診では，齲窩はもちろんエナメル質齲蝕を検出することができます．しかし，X線写真検査のみでは初期齲蝕病変を見落とす可能性が高くなります．そのため，視診・触診で歯の状態を把握した後，咬翼法などのX線写真を撮影することで病変の見逃しが少なくなります．

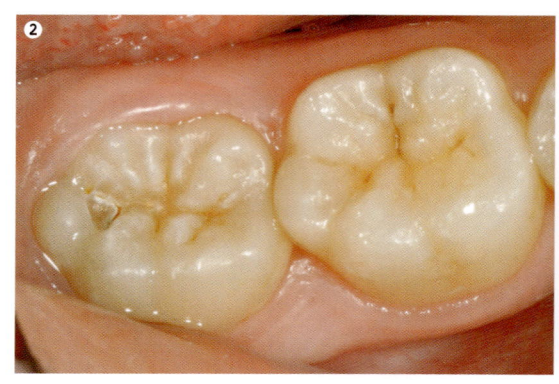
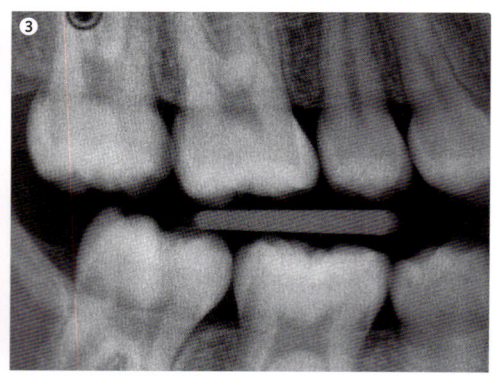

図1　下顎右側大臼歯の初期齲蝕（つづき）

②乾燥させると，7|遠心小窩裂溝部とその周囲の歯面に白斑がみられ，エナメル質初期齲蝕病変と診断した．6|は健全である

③視診後に撮影した咬翼法X線写真．7|に透過像は認められない

歯面を濡らすと……

　次に，38歳男性の右側臼歯部の咬翼法X線写真を見ていただきます（図2-①）．多数歯にわたり透過像が認められますが，今回は⑤の遠心隣接面に注目してください．透過像はエナメル質から象牙質に及んでいます[1]．

　X線写真の透過像は，歯のミネラル喪失の程度と深度を示します．しかし，透過像はすべて齲蝕病変を示すとは限りません．また，図1-③のようなミネラルの喪失が微量である初期齲蝕病変の場合は，透過像として認められることはほとんどありません．そのため，視診がとても重要になります．この症例も，視診・触診の後にX線写真検査という手順を踏んでいますが，お話の都合上，X線写真から見ていただくことにしました．

　では，実際の⑤の歯面を観察しましょう．⑤は孤立歯ではないので，隣接面を直接目視することはできません．そこで，咬合面から視診を行いました．歯面のプラークを除去し，十分に乾燥すると，ほかの部位には白斑が認められましたが，咬合面遠心に色調の変化はみられませんでした（図2-②）．

　次に歯面を濡らしてみると，咬合面遠心で隣接面から小窩裂溝にかけて変色が目視できます．一方で，ほかの部位でみられた白斑は認められなくなりました（図2-③）．⑤遠心を咬合面から開削すると，齲蝕は象牙質中央付近まで進行していました（図2-④）．

　視診により，湿潤状態の歯面で齲窩のない病変が色調の変化として認められる場合，脱灰は象牙質外側にまで及んでいる可能性があります．一方で，図1-②のように十分に乾燥した後に目視できる白斑などの齲窩のない病変は，エナメル質の中ほどまで侵入している可能性があります．これは，湿潤状態と乾燥状態では，齲窩のない病変組織の光学的特性が変化するという現象に基づいています[2]．湿潤状態にあるエナメル質病変を乾燥すると，多孔性組織の光の散乱が増加するので，不透明性の白斑や変色が明らかになるのです．

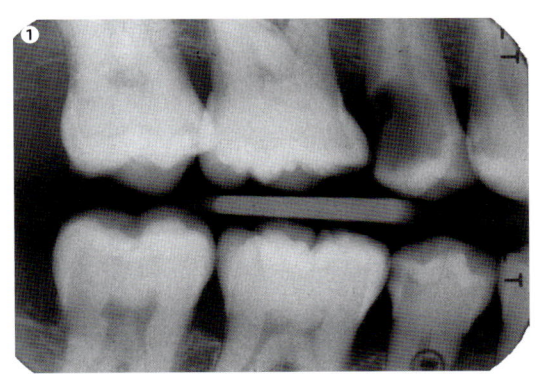
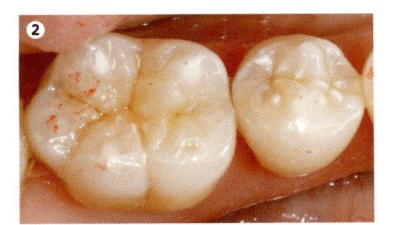
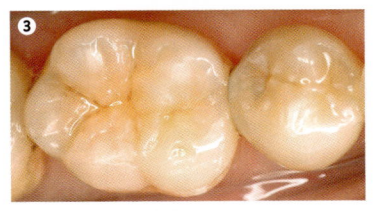
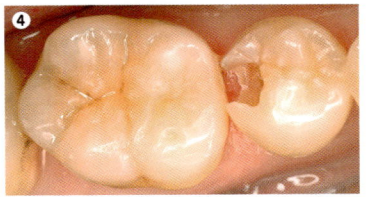

図2　下顎右側臼歯部の齲蝕
①38歳男性の右側臼歯部咬翼法X線写真．⑤遠心隣接面の透過像はエナメル質から象牙質に及んでいる
②⑤咬合面を乾燥すると，ほかの部位には白斑が認められたが，咬合面遠心に色調の変化はみられない
③歯面を濡らすと，咬合面遠心で隣接面から小窩裂溝にかけて変色が目視できる．ほかの部位でみられた白斑は認められない
④⑤遠心を咬合面から開削すると，齲蝕は象牙質中央付近まで進行していた

齲蝕をみつけるための検査の手順

いままでお話しした，検査の手順をまとめてみましょう．歯面の検査を行うにあたり，①プラークを除去します．②歯面を5秒間十分に乾燥させ，白斑や変色を目視します．③乾燥しても歯面に変化がない場合，歯面を濡らし変色を観察します．それから，④歯面の視診・触診を行います．そして，必要に応じて⑤咬翼法Ｘ線写真などで透過像の状態を確認します．なお，視診・触診については次の「初期齲蝕病変の活動性の鑑別」の項で解説します．

初期齲蝕病変の活動性を観察する

従来，齲蝕の検査といえば，齲窩を探すことを目的にしていることが多かったのではないでしょうか．齲窩は過去から現在に至る齲蝕の既往であり，修復処置を行うために必要な情報でした．現在は，齲窩に至る過程が注目されるようになってきました．齲蝕の検査で初期齲蝕が存在するとわかれば，進行するのか停止するのか，その活動性を観察することが重要なのです．

では，症例を見てください．初診時，15歳男子の|3 唇側歯頸部にエナメル質初期齲蝕が認められました．プラークを除去し5秒間乾燥すると，光沢がない白斑病変が認められました．これが活動性病変です（図3-①）．

フッ化物配合歯磨剤を使用したブラッシングによる毎日のセルフケアとともに，1カ月に1回歯科医院で行うプラーク除去と高濃度フッ化物塗布によるプロフェッショナルケアを組み合わせた再石灰化療法を行ったところ，2カ月後に白斑病変は硬化し，光沢が認められ色調が薄くなってきました（図3-②）．非活動性病変に改善したのです．初診時，歯頸部にあった病変は歯冠側寄りに位置しています．

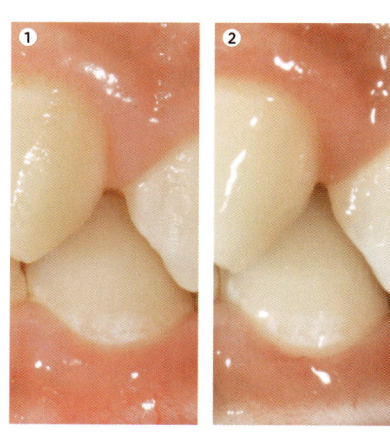

図3 15歳男子の|3 唇側面

①初診時．活動性エナメル質初期齲蝕病変．プラークを除去し乾燥後，視診で歯頸部に光沢のない白斑病変が認められた．触診で粗造であった

②2カ月後．非活動性エナメル質初期齲蝕病変に変化．プラークは付着していない．乾燥後，病変は視診で光沢が認められ色調が薄くなってきた．触診で平滑で，歯頸部にあった病変は歯冠側寄りに位置している

初期齲蝕病変の活動性の鑑別

齲窩のない初期齲蝕病変が活動性か非活動性かの鑑別は次のようになります[3]．

活動性エナメル質初期齲蝕病変は，視診で光沢の失われた白っぽく，または黄ばみがかった不透明でチョーク様または牛乳のような色調の外観を呈します．触診時，鋭いプローブの先端で表面を横断するように軽く動かすと表面には粗造感があります．

非活動性エナメル質初期齲蝕病変は，視診により一般的に光沢があり，軽いプロービングで触診すると平滑感があります．ここで大切なことは，細かな色調や光沢をみるために視診は十分明るい照明下で行うことです．

　また，活動性病変か非活動性病変かの区別がつかず悩む場合は，活動性病変として対応します．

　齲蝕の活動性を確認するということは，現在から将来に向かって齲蝕を観察することであり，齲蝕のリスクを考えることになります．リスクを知るためには，さまざまな情報を収集しなければなりません．さらに，1回の検査では進行しているかどうかわからず，経過観察が必要になるので，患者さんと長くかかわろうという姿勢が私たちに求められます．患者さんといっしょに変化を観察していきましょう．

齲蝕の好発部位

　活動性エナメル質初期齲蝕病変にはプラークが付着していることが多く，プラークコントロールが不可欠です．今回の3症例で示した「咬合平面に達していない小窩裂溝」「歯頸部」「隣接面」は，プラークが停滞しやすい齲蝕の好発部位であり，特に注意が必要です（図4）．

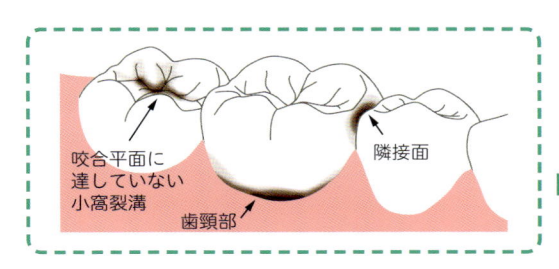

咬合平面に
達していない
小窩裂溝

歯頸部

隣接面

図4　齲蝕の三大好発部位
プラークが停滞しやすい部位なので注意が必要
（文献3）を参考に作図）

歯冠齲蝕を見逃さないために

　齲蝕の検査を行うとき，見逃してはいけないことは何でしょうか？　それは「齲蝕があるかどうか，その齲蝕が齲窩になっているかどうか，齲窩になっていなければその齲蝕は進行するのか停止しているのか，または健全歯面に回復するのかを見きわめること」でしょう．これは今回得た知識を駆使しながら，視診・触診とX線写真検査を組み合わせることで確認できるようになります．しかし，実際に齲蝕が進行するかどうかは1度の来院ではわかりません．そのため，次の来院につなげるために，患者さんに1度の来院ではすまないことを理解し納得してもらう必要があります．そのために大切なことは，患者さんの立場や置かれている環境を考慮することです．そうすれば，患者さんのコンプライアンスが得られやすくなると考えています．

　齲窩を探すことから活動性を観察するという視点をもつことで，私たちの視野が広がり，齲蝕の見逃しが少なくなるでしょう．そして多くの情報が得られることで，歯科医師も診断しやすくなります．

　次章は「プロービング後の出血は隣接面齲蝕とも関係するの？」というタイトルで，視診以外の口腔内検査で隣接面齲蝕を検出できるか検討してみたいと思います．

■ 参考文献
1）景山正登・大野純一．カリエス察知力を強化しよう！．デンタルハイジーン 2012；32：565-83.
2）Ekstrand KR et al. Reproducibility and accuracy of three methods for assessment of demineralization depth of the occlusal surface: an in vitro examination. Caries Res 1997; 31: 224-31.
3）景山正登．実践！初期齲蝕のマネジメント—再石灰化へ導くためのアプローチ—．日本歯科評論 2019；79：29-58.

プロービング後の出血は隣接面齲蝕とも関係するの？

前章で，歯冠齲蝕を見逃さないために，視診・触診による齲蝕病変検出の大切さを強調しました．しかし，隣接面齲蝕は齲窩になっていない限り，視診で検出することは困難です．そこで，本章では視診以外の口腔内検査により隣接面齲蝕を検出できないか検討してみたいと思います．

左側臼歯部の咬翼法X線写真を見てください（図1-①）．齲蝕を主訴に来院された，初診時28歳の女性です．どのような所見が観察されますか？　処置歯や二次齲蝕歯もあります

図1　隣接面齲蝕
①28歳女性．左側臼歯部の咬翼法X線写真．5̲遠心隣接面に象牙質中央に及ぶ透過像が認められる

が，5̲遠心隣接面に象牙質中央に及ぶ透過像が認められます．修復治療が必要です．

咬合面の視診では……

咬翼法X線写真では遠心隣接面に透過像が認められましたが，視診では，乾燥後（図1-②）も湿潤後（図1-③）も咬合面に変化はみられませんでした．

隣接面齲蝕の検出について，視診とX線写真で観察すると，X線写真，特に咬翼法X線写真のほうが，検出力が高いという報告があります[1]．初期または中等度の隣接面齲蝕の場合，視診で検出することは難しく，X線写真で発見されることが多いこと

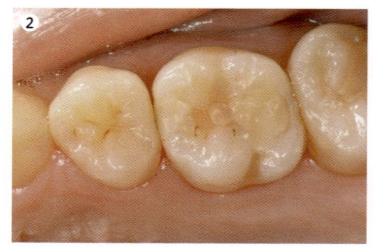
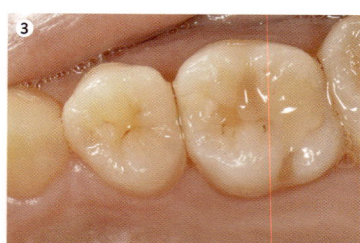
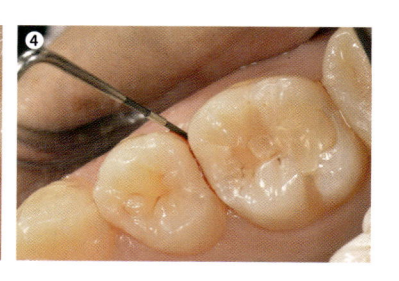

図1　隣接面齲蝕（つづき）
②5̲咬合面の視診．乾燥状態で色調の変化は認められない．歯肉辺縁に発赤・腫脹が認められる
③湿潤状態でも色調は変わらない
④プロービングを行うと5̲のPPDは3mm以下であるが，頰側遠心のプロービング後に5̲6̲の歯間部に出血が認められた．次回，充塡処置を行うことにした

は，症例からもわかります．しかし，1章でもお伝えしたように，「視診・触診での確認後にX線写真を撮影することで，病変を見逃すことなく進行状況を確認することができる」といわれています[2]．それでは，隣接面齲蝕を検出するために，視診・触診以外の口腔内検査で活用できるものはないのでしょうか？

隣接面に治療の必要な齲蝕病変があるとBOPは認められるのでしょうか？

図1の症例でプロービングを行ったところ，PPDは3mm以下ですが，遠心隣接面でプロービング後にBOPがみられました（図1-④）．BOPは隣接面齲蝕と関係があるのでしょうか？

ここで注目したい論文があります．Ekstrandら[3]は，プラークの付着状態や歯肉の状態と隣接面齲蝕との関係を調べました．齲蝕治療が必要な臼歯の隣接面（視診・触診単独，またはX線写真との組み合わせにより判断）と，その反対側の齲蝕のない隣接面（X線写真により判断）のプラークの付着状態，歯肉の炎症状態を，それぞれ4段階で評価しました．

プラークの付着状態はコンタクト直下のプラークをプローブで採取し，下記の4段階のスコアで記録しました．

0：プローブ上にプラークが認められない
1：プローブ上にプラークがわずかにみられる
2：隣接面の入口に厚いプラークの付着が目視できる
3：隣接面の入口に多量のプラークの付着が目視できる

歯肉状態は歯間乳頭で次のような4段階のスコアで評価しました．

0：健全
1：歯肉辺縁の発赤，BOP（−）
2：歯肉辺縁の発赤，BOP（＋）
3：エアブロー後に出血

その結果，治療が必要な隣接面と齲蝕のない隣接面の両部位において，プラークの付着状態には有意差が認められませんでした．しかし，歯肉の状態を表す所見において違いが認められました（図2）．それは，修復治療の必要な隣接面の齲蝕病変は，BOPと関連しているということです．このことは，隣接面における齲蝕病変が視診で認められなくても，BOPがある程度参考になることを示しています．

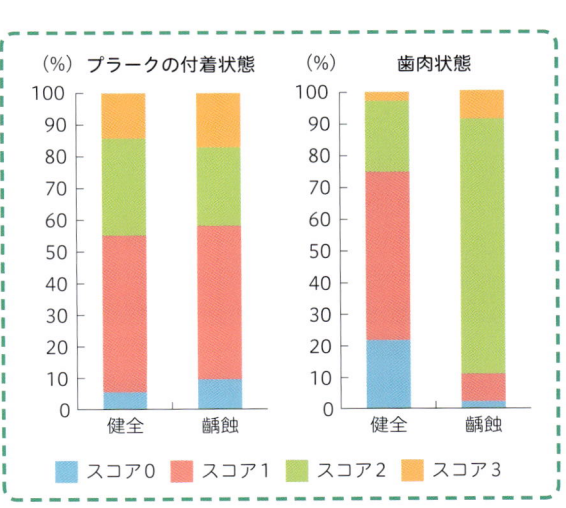

図2　隣接面齲蝕病変とプラーク付着および歯肉の状態との関係

隣接面齲蝕病変とBOPに関連性がある

（文献3）より引用して作図）

隣接面齲蝕が進行しました

　次の症例（図3）を見てください．⌐5 近心隣接面の齲蝕が進行してしまった経過です．

　初診時31歳の男性です．⌐5 口蓋側の歯間乳頭に発赤・腫脹がみられました．近心PPDは頬舌側とも5mmでBOPが認められましたが，視診・触診で齲窩および齲蝕は検出できませんでした（図3-①）．X線写真からも⌐5 近心に透過像は認められません（図3-②）．

　4カ月ごとにリコールを継続し，2年後の来院時です（図3-③）．⌐5 の隣接面歯肉の発赤・腫脹は改善し，PPDは3mm以下になりましたが，近心にはBOPが認められます．口蓋側から目視すると近心隣接面に茶褐色の着色がみられました．X線写真において，近心にエナメル質からエナメル-象牙境にかけて透過像が認められたため（図3-④），予防的介入を行い，経過を見ることにしました．ここでの予防的介入とは，患者さん自身によるフッ化物配合歯磨剤を使用したブラッシングと，歯科医院での歯面清掃と高濃度フッ化物塗布および必要に応じた飲食へのアドバイスなどで，齲蝕の進行抑制を図ることです．来院間隔は3カ月に1回としました．

　初診から3年半後，齲蝕を確認してから1年半後の34歳時です（図3-⑤）．⌐5 の隣接面の歯肉に腫脹は認められませんが，歯肉辺縁に発赤がみられます．PPDは3mm以下ですが，近心にはBOPが継続してみられます．口蓋側から目視すると近心隣接面の茶褐色の着色が前回より歯肉辺縁に向かって拡大しているように見えます．左側臼歯部咬翼法X線写真から，⌐5 近心隣接面齲蝕は進行し，象牙質の半分以上に透過像が広がっています（図3-⑥）．この後，充填処置を行いました．

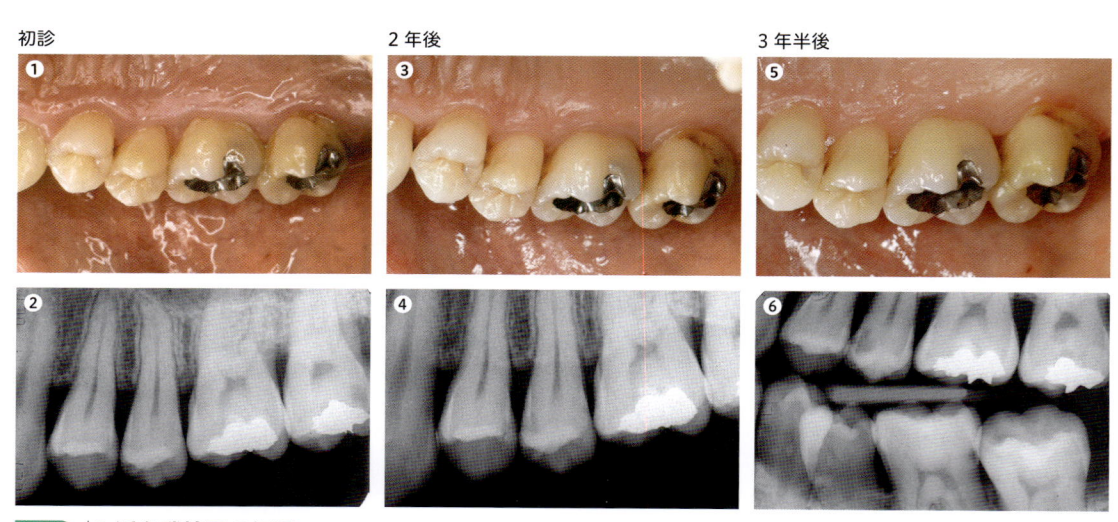

図3　⌐5 近心隣接面の経過

①初診時31歳男性．歯間乳頭に発赤・腫脹がみられ，近心PPDは頬舌側とも5mmでBOPが認められた．視診・触診で齲窩および齲蝕は検出できない

②X線写真でも透過像は認められない

③2年後（33歳），⌐5 の隣接面の発赤・腫脹は改善し，PPDは3mm以下になったが，近心にはBOP，口蓋側からは近心隣接面に茶褐色の着色が認められる

④近心にエナメル質からエナメル-象牙境にかけて透過像が認められた．隣接面に齲蝕が発症した

⑤初診から3年半後，齲蝕を確認してから1年半後（34歳）．腫脹は認められないが歯肉辺縁に発赤がみられる．PPDは3mm以下であるが，近心にはBOPが継続している．近心隣接面の茶褐色の着色が前回より歯肉辺縁のほうに向かって拡大しているようである

⑥左側臼歯部咬翼法X線写真．⌐5 近心隣接面齲蝕は進行し，象牙質の半分以上に透過像が広がっている

隣接面初期齲蝕の進行とBOPの関連性は？

　修復治療の必要な隣接面病変は，BOPと関連していました．では，隣接面初期齲蝕の進行はBOPと関連するのでしょうか？

　先のEkstrandら[3]は，さらにプラークの付着状態と歯肉の状態から隣接面病変の進行を予測できるかどうかを調査しました．調査対象は18～25歳の25人の患者さん（途中で3人脱落）で，それぞれがエナメル質または象牙質初期齲蝕病変のある臼歯部隣接面を1つ有していました（咬翼法X線写真で判断）が，修復処置は必要ない状態です．15カ月間，3カ月ごとに来院しプラークの状態と歯肉の状態を記録した後に歯面清掃とスケーリングが行われましたが，病変部位の予防的介入は行いませんでした．病変進行を評価するために，研究の開始時と終了時に咬翼法X線写真を撮影しました．

　その結果，齲蝕が進行しない場合と齲蝕が進行した場合を比べると，プラークスコアに差はありませんでしたが，BOPは進行中の隣接面齲蝕と関連していることが示されました．

　この研究の参加者数は限られていましたが，データから軽圧のプロービング後に出血が生じる段階の歯肉の炎症は，若年成人の隣接面病変の活動性自体に関連していることが示唆されます．したがって，SPT（以降，総称して「メインテナンス」）来院時にBOPが認められる場合は，隣接面の病変進行の強力な予測因子であり，予防的介入を開始する必要があることを示しています．一方で，前回来院時に予防的介入が実施されたにもかかわらず，次回来院時に病変の下でBOPが認められる場合，これは病変が進行しつづけていることを意味し，予防的介入を強化する必要があります．進行すると充塡処置が必要になるかもしれません．

隣接面齲蝕を見逃さず，進行させないために

　BOPと聞くと歯周組織検査を思い出すでしょう．おさらいですが，BOPの認められる部位は歯周ポケット内壁に炎症が存在することを示しています．BOP（＋）の場合は，歯周炎が進行する確率が高くなります．逆に，BOP（－）の場合は，病状が安定していることを示します．今回，隣接面齲蝕にもBOPが関係していることを示しました．

　隣接面齲蝕の検査において，BOPの確認は重要な指標となります．歯間部でBOPが認められるかどうか確認することで，口腔内検査の後の咬翼法などのX線写真検査でも見落としが少なくなります．

　また，隣接面初期齲蝕が進行するかどうか経過を見ているとき，X線写真を撮影するのは1年に1回ほどですが，BOPであれば定期来院時に毎回確認することができ，早期に齲蝕進行を検出できる可能性が高くなります．

　これからは，隣接面齲蝕を検査するときは視診・触診とともにBOPの有無も必ず確認しましょう．BOPが認められないということは，隣接面齲蝕にとっても歯周病にとってもよいことです．

■ 参考文献
1) Machiulskiene V et al. A comparison of clinical and radiographic caries diagnoses in posterior teeth of 12-year-old Lithuanian children. Caries Res 1999; 33: 340-8.
2) 景山正登・大野純一．カリエス察知力を強化しよう！．デンタルハイジーン 2012；32：565-83.
3) Ekstrand KR et al. Plaque and gingival status as indicators for caries progression on approximal surfaces. Caries Res 1998; 32: 41-5.

3章

エナメル質初期齲蝕を見逃さない

可逆的な齲蝕の進行

　従来，齲蝕は一度罹患すると進行を止めることができない病変と考えられ，早期発見・切削介入による保存修復治療が必然とされてきました．しかし，Backer Dirks Oは上顎第一大臼歯頬側面の齲蝕病変を8歳と15歳で比較し，白斑病変（エナメル質初期病変）の予後を観察しました[1]（**表1**）．その結果，すべての病変が齲窩に進行するわけではなく，進行が停止するか，健全歯面に回復する可能性があることを明らかにしました[1]（**図1**）．

　この研究から，齲蝕は必ずしも一方的に進行するわけではなく，可逆的な病変であることが明らかになりました．つまり，齲蝕治療は切削介入だけが選択肢ではないということです．再石灰化などによる初期病変の停止や回復を図る治療法は，臨床の現場では長らく浸透しませんでしたが，フッ化物配合歯磨剤の普及により齲蝕が減少してきた現在，齲蝕の重症化予防の観点からエナメル質初期齲蝕病変への対応が注目されています．

表1 　**上顎第一大臼歯頬側面の齲蝕病変の変化**

診断	8歳	15歳	計184
健全歯面	93	74 / 37	111
白斑病変（エナメル質初期病変）	72	15 / 26	41
齲窩	19	4 / 9 / 19	32

上顎第一大臼歯の受動萌出（歯肉退縮）と上顎第二大臼歯の萌出により，8歳から15歳にかけて歯肉辺縁が変化する．これに伴いプラーク堆積部位も変化し，さらにブラッシングや咀嚼の影響により，病変が停止することがある

（文献1）より作成）

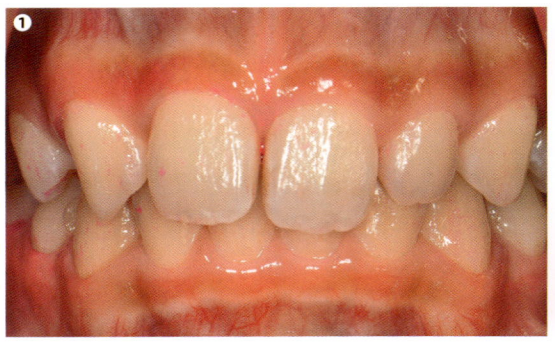 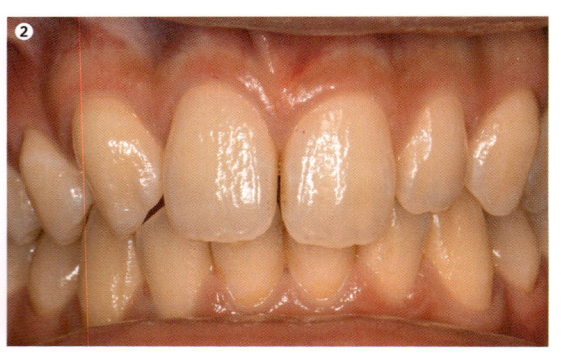

図1 　**歯の萌出と受動萌出による歯肉辺縁の変化**
①12歳男子の上顎中切歯唇側面．歯は萌出途中である
②15歳（同一児の3年後）の上顎中切歯唇側面．歯の萌出と受動萌出により，歯肉辺縁はセメント-エナメル境に移動している

齲蝕リスクコントロール

　エナメル質初期齲蝕は，齲蝕のリスクを有する個人の口腔内環境が脱灰環境へ移行し，歯がその環境に継続的に曝露されることで発症します．脱灰環境が改善されなければ，病変は進行して齲窩形成に至ります．これが「活動性病変」です．

　活動性病変を非活動性にして進行を防ぐためには，患者さん自身のリスク因子を改善する必要があります．これを「齲蝕リスクコントロール」といいます．

　齲蝕リスクコントロールの実施にあたっては，個々の患者さんにおけるリスク因子の特定と評価が不可欠です．なお，齲蝕リスクコントロールは「非保存修復治療」ともよばれています．

リスクとは

　ところで，リスクとは将来，疾病や健康障害が発生する可能性を示すもので，疾病の状態を表してはいません．そのため，リスクがあるからといって発病するとは限りません．リスクは目に見えづらく，不確実なものといえます．リスクを把握するには知識が必要です．

　齲蝕のリスクには齲蝕原因菌が多い，口腔衛生状態が不適切，砂糖摂取や飲食回数が多い，唾液が減少している，歯磨剤などのフッ化物を使用していないなどがあげられます．リスクには，改善できるものもあれば，できないものもあります．リスク評価後，それらのなかで改善可能なリスクをコントロールしていきます．

齲蝕の早期発見・保護・管理

　エナメル質初期齲蝕のような齲窩形成前の病変は，再石灰化が優位な環境へと改善されれば，健全歯質に回復する可能性があります．このため，従来の「早期発見・早期治療」（齲蝕を早期に発見し，ただちに切削介入する方法）から，「早期発見・保護・管理」への転換が重要です．後者は，再石灰化が優位となるよう環境を整え，その状態を維持・観察し，必要に応じて適切な処置を行う方法です[2]．

　この考え方の転換により，エナメル質初期齲蝕病変を見逃すことなく，齲蝕リスクコントロールを通じて適切な管理が可能となります．ただし，エナメル質初期齲蝕病変の発見は歯科医療従事者が行いますが，齲蝕リスクコントロールはおもに患者さん自身が実施するため，病変の改善が順調に進まないこともあることを念頭に置く必要があります．

齲蝕活動性評価および齲蝕リスク評価

　エナメル質初期齲蝕への対応は，患者さん自身の行動変容が重要な鍵となります．行動変容が成功すると，活動性病変は非活動性となり，それによってリスクの改善が確認できます．そのため，初期齲蝕病変の評価では，単にその存在を確認するだけでなく，病変の活動性を判定することが重要です．

　活動性の評価は，視診と触診により行います．活動性病変は光沢がなく，プローブの先端側面による触診で粗造な特徴を示します（図2-①）．一方，非活動性病変は光沢があり，触診で平滑です（図2-②）．なお，非活動性病変は停止性病変，慢性病変ともよばれます．

　エナメル質初期齲蝕病変への適切な対応には，齲蝕活動性評価とリスク評価が不可欠です．これらの評価項目と対策については，表2「齲蝕リスクコントロールプログ

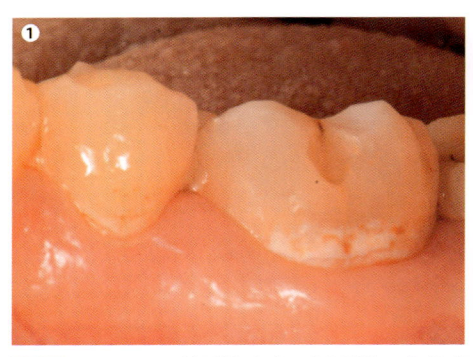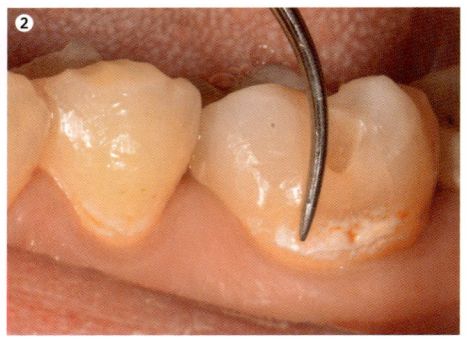

図2 エナメル質齲蝕病変の活動性の変化（下顎左側第一大臼歯頰側面）

①28歳女性（初診時）．歯頸部にプラークが付着していた．プラークを除去し歯面を乾燥させたところ，歯頸部に存在する病変は視診で光沢がなく，触診で粗造であった．活動性エナメル質初期齲蝕と診断した
②9カ月後．歯頸部にプラークは付着しておらず，歯面乾燥後の視診で光沢があり，プローブ先端側面の触診で平滑であった．病変は歯肉の炎症の消退で生じた歯肉退縮により歯頸部から離れて位置し，非活動性エナメル質初期齲蝕病変になった

表2 齲蝕リスクコントロールプログラム立案のための検査と手段

検査	内容
問診	砂糖摂取状況，飲食回数，フッ化物の使用状況，全身疾患，服用薬剤，齲蝕の既往（過去の齲蝕経験），家族の齲蝕罹患状態
視診	DMFT，歯面の齲蝕状態（乾燥または湿潤状態で検査），プラークの付着状態，大唾液腺の開口部（耳下腺乳頭の位置など）
触診	歯の表面特性（エナメル質：粗造/平滑，象牙質：軟化/硬化，視診による光沢の有無とともに）
唾液検査	齲蝕原因菌（ミュータンスレンサ球菌や乳酸桿菌など），唾液分泌量，唾液緩衝能：必要に応じて
X線写真	咬翼法，デンタルX線写真
研究用模型	必要に応じて
口腔内写真	初診時またはブラッシング指導開始時，その後定期的または適宜撮影（再石灰化療法時など）
手段	プラーク（齲蝕原因菌）の減少，唾液の増加，緩衝能の上昇，フッ化物の頻用，適正な砂糖摂取や飲食回数の改善，再石灰化療法，シーラント，保存修復治療*

*充填することでプラークコントロールしやすい形態に回復できる

表3 歯数でみた齲蝕リスク

リスクレベル	子ども	大人
低	過去1年で齲蝕病変なし	過去3年で齲蝕病変なし
中	過去1年で1つの病変	過去3年で1〜2つの病変
高	過去1年で2つ以上の病変	過去3年で3つ以上の病変

（文献1）より作成）

ラム立案のための検査と手段」にまとめています．

　また，齲蝕リスクは齲蝕病変の歯数からも評価できます[3]．評価期間は子どもでは過去1年間，大人では過去3年間とし，この期間における齲蝕病変の発症，進行，治療の数からリスクレベルを判定します（**表3**）．たとえば子どもの場合，1年間で2つ以上の病変があれば高リスクですが，リスクコントロール後1年間病変が認められなければ，低リスクと判定します．

エナメル質初期齲蝕病変を見逃さないための取り組み

これまで述べてきた齲蝕リスクコントロールのための検査や手段は，おもに歯科衛生士が担当する業務です．では，エナメル質初期齲蝕病変を見逃さず，検査や治療を確実に行うために，具体的な診療手順を説明します．

プラークの除去

まず，エナメル質初期齲蝕病変の有無を確認するため，プラークを除去します．この際，プラークの除去が困難な場合は，患者さんの砂糖摂取量が多いことが示唆されます（➡序章）．そのような場合は，患者さんの飲食回数や砂糖摂取状況についてくわしく問診を行います．

なぜ歯面を乾燥させるの？

プラーク除去後，歯面を5秒間乾燥させます．エナメル質初期齲蝕の特徴として，脱灰は表層ではなく表層下で生じ，この部分は崩壊して唾液などの液状成分で満たされています．このため湿潤状態では，プラーク除去直後の目視検査において表層のエナメル質と区別がつきにくく，初期齲蝕を見逃す可能性があります．

しかし，エナメル質病変を乾燥させると，多孔性組織における光の散乱が増加し，病変部はより不透明に観察されるようになります．このように，乾燥操作は初期齲蝕の検出に不可欠な手順です．なお，十分な乾燥後にのみ観察される齲窩のない白斑病変は，エナメル質の中層部まで侵入している可能性があります[4]．

病変の活動性評価とリスク評価

エナメル質初期齲蝕病変を検出したら，視診と触診により活動性の評価を行います．続いて齲蝕リスクの評価として，患者さんの生活習慣，全身状態，服用薬剤などについてくわしく問診します．この際，表2を参照しながら検査項目の見落としがないよう注意します．なお，すべての検査を1回の受診で完了できない場合は，複数回に分けて実施します．

活動性評価とリスク評価の結果は患者さんに説明し，特に活動性病変の場合は患者さんの協力が治療成功の鍵となることを伝え，同意が得られた後，治療を開始します．

再石灰化療法

治療は表2に示した手段のなかから選択します．その中核となる再石灰化療法は，齲蝕の重症化予防を目的とし，齲窩形成前の活動性エナメル質初期齲蝕病変を健全歯質へと改善するため，脱灰環境から再石灰化環境への転換を図る治療法です[2]．

再石灰化療法は，以下の要素で構成されます．まず脱灰抑制のため，病変部に付着したプラークを除去します．次に再石灰化の促進のため，唾液の作用機会を増やし，フッ化物を応用します．これらは歯科医院でのプロフェッショナルケアと患者さん自身による日常のセルフケアを組み合わせて実施します．

セルフケアの中心はフッ化物配合歯磨剤を用いたブラッシングですが，プラークコントロールに加えて，砂糖摂取量や飲食回数の適正化も重要です．術者は患者さんの状況に応じて具体的な指導を行います．なお，プラークが適切に除去されない限り，齲蝕病変は進行を続け，再石灰化は期待できません．

表4 初期齲蝕（再石灰化療法）記録表

日付	患者レベル			歯のレベル		写真
	プラーク除去の指導（PCR）	食事指導	フッ化物塗布	病変活動性の評価		
				歯式	歯面	

※活動性齲蝕の歯面は，次の記号を用いてベースラインとフォローアップ時の病変の活動性とプラークの存在が評価される：
●活動性/○非活動性　齲窩のない齲蝕　■活動性/□非活動性　齲窩のある齲蝕
プローブで目視できるプラークが存在する/存在しない：＋/−

再石灰化療法の実際と経過記録

　再石灰化療法は，診療室でのプロフェッショナルケアと患者さん自身による日常のセルフケアで構成されます．プロフェッショナルケアでは，プラーク除去と高濃度フッ化物の適用[5]，さらに必要に応じた生活指導を行います．セルフケアは，毎日のブラッシングによるプラーク除去とフッ化物配合歯磨剤の使用を基本とします．

　来院間隔は患者さんの状態に応じて2週間から1カ月とし，再石灰化療法を2〜4回実施します．来院ごとに歯面における齲蝕の活動性評価とリスクコントロールの実施状況を確認し，患者さんが実行困難な項目については代替案を提案します．

　来院時に行ったことは，初期齲蝕（再石灰化療法）記録表に記録します[2]（表4）．

　この記録表はNyvadらの様式を参考に作成したもので[6]，病変の状態を記号で表します．活動性病変は「●」（齲窩がない）と「■」（齲窩がある）で表し，非活動性病変は「○」と「□」で示します．目視できるプラークが存在する場合は「＋」，存在しない場合は「−」で表示します．その後のメインテナンスで，病変部位の確認と必要に応じた治療やアドバイスを行います．

　1章「歯冠齲蝕を見逃さない」の図3の症例に途中経過を加え再掲し，初期齲蝕記録表とともに提示します（図3，表5）．この記録表と口腔内写真により，対象歯の変化とリスクに対する患者さんの行動変容を見逃さずに記録することが可能です．

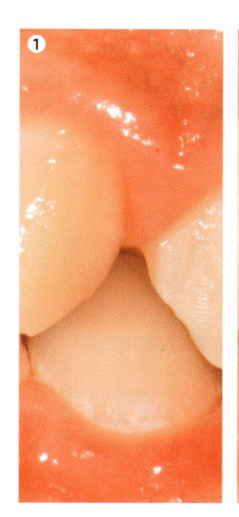 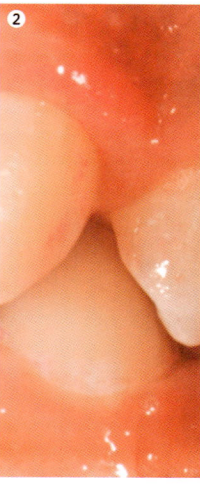 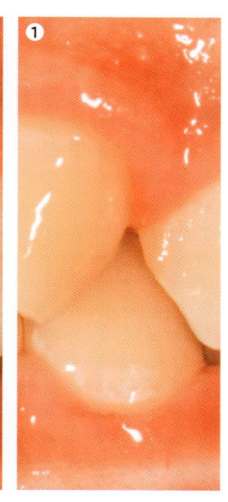

図3　15歳男子の[3 唇側面のエナメル質初期齲蝕病変の経過

①初診時．活動性エナメル質初期齲蝕病変．プラークを除去し乾燥後，視診で歯頸部に光沢のない白斑病変が認められた．触診で粗造であった

②1カ月後．プラークは歯頸部にほとんど認められない．病変の残存プラークの除去後，乾燥すると視診では初診時とあまり変化がないが，触診をすると平滑感がでてきた．活動性エナメル質初期齲蝕と診断し，再石灰化療法を継続することにした

③2カ月後．非活動性エナメル質初期齲蝕病変．プラークは付着していない．乾燥後，病変は視診で光沢が認められ色調が薄くなってきた．触診で平滑で，歯頸部にあった病変は歯冠側寄りに位置している

（第2章図3より再掲）

表5　[3 唇側面のエナメル質初期齲蝕病変の経過を記入した初期齲蝕（再石灰化療法）記録表

15歳男性	患者レベル			歯のレベル		写真
	プラーク除去の指導（PCR）	食事指導	フッ化物塗布	病変活性性の評価		
日付				歯式	歯面	
初診時	52.4%	スポーツドリンクの飲み方について	フローデンフォームN	[3	唇側　●/＋	○
1カ月後	22%	飲食回数を5回以内にするように	フローデンフォームN	[3	唇側　●/−	○
2カ月後	16.1%	飲食回数が5回以内になり，甘味摂取にも注意している	フローデンフォームN	[3	唇側　○/−	○

※活動性齲蝕の歯面は，次の記号を用いてベースラインとフォローアップ時の病変の活動性とプラークの存在が評価される：
●活動性/○非活動性　齲窩のない齲蝕　　■活動性/□非活動性　齲窩のある齲蝕
プローブで目視できるプラークが存在する/存在しない：＋/−

エナメル質初期齲蝕への組織的な取り組み

　　　エナメル質初期齲蝕の検査に基づく診断と治療については**表6**にまとめています．この病変を見逃さず適切に管理するためには，新しい初期齲蝕の概念を理解し，継続的な経過観察を含めた診療体制を構築することが不可欠です．そのためには歯科衛生士のみならず，歯科医院全体で一貫した取り組みを進める必要があります．

表6 エナメル質初期齲蝕の検査に基づく診断と治療の要約

エナメル質初期齲蝕の検査：検査前に歯面のプラーク付着の確認と除去

病変深度の評価：歯面の乾燥/湿潤→乾燥時に認められる病変はエナメル質内病変
病変活動性の評価：歯面の視診と触診（プローブ/フロス）

プラークの付着状態と視診・触診に基づくエナメル質初期齲蝕病変の診断

プラークの有（＋）/無（−）	視診と触診による歯面の特徴	病変の診断
＋	光沢なし（視診） 粗造（触診）	活動性エナメル質初期齲蝕病変
−	光沢なし（視診） 粗造（触診）	活動性エナメル質初期齲蝕病変
−	光沢あり（視診） 平滑（触診）	非活動性エナメル質初期齲蝕病変

エナメル質初期齲蝕病変の治療とメインテナンス間隔

活動性病変の場合：再石灰化療法，シーラント（裂溝や小窩など）＋ セルフケア
メインテナンス：病変が非活動性になり1年間は，1カ月から3カ月（リスクに応じて）

非活動性病変の場合：フッ化物配合歯磨剤を使用したブラッシング（セルフケアのみ）
メインテナンス：非活動性病変が維持されている場合，6カ月から1年（リスクに応じて）
＊メインテナンスでは2章で述べた予防的介入を行う

■ 参考文献

1）Backer Dirks O. Posteruptive changes in dental enamel. J Dent Res 1966; 45: 503-11.

2）景山正登．再石灰化と重症化予防を目指す 歯冠う蝕のマネジメント―検査に基づく診断と治療のフローチャート．ヒョーロン・パブリッシャーズ；2024．

3）Rethman J. Trends in preventive care: caries risk assessment and indications for sealants. J Am Dent Assoc 2000; 131 Suppl: S8-S12.

4）Ekstrand KR et al. Reproducibility and accuracy of three methods for assessment of demineralization depth on the occlusal surface: an in vitro examination. Caries Res 1997; 31: 224-31.

5）石塚洋一．日本におけるフッ化物局所応用製剤の効果的な使用方法．日本歯科評論 2024；84：29-55．

6）Nyvad B, Kidd E. The principles of caries control for the individual patient. Fejerskov O, Nyvad B, Kidd E eds. Dental caries-the disease and its clinical management. 3rd ed. Wiley Blackwell; 2015. P.303-20.

4章

初期根面齲蝕への対応

　1章から3章では3回にわたり，歯冠齲蝕と隣接面齲蝕を見逃さないために歯面を部位別に観察するとともに，初期齲蝕への取り組みを学びました．本章では，初期根面齲蝕について考えてみましょう．

根面齲蝕をみつけたけれども

　根面に齲蝕をみつけたけれども，この齲蝕は進行するのか，またはどのような処置を行えばよいのか，悩むことはありませんか？

　図1-①は79歳女性の$\boxed{2}$です．少量ですがプラークが付着していました．プラークを除去すると，セメント-エナメル境の下で唇側に着色が，近心隣接面に浅い齲窩様の実質欠損が，歯肉辺縁に接して認められました．これらの齲蝕は進行するのでしょうか？進行するようならば，どのように対処すればよいのでしょうか？

？ ここで質問です．

質問1 初期根面齲蝕には，どのように対応すればよいのでしょうか？

根面齲蝕の病変の状態は？

質問1 初期根面齲蝕には，どのように対応すればよいのでしょうか？

　根面齲蝕には，活動性（または進行性）と非活動性（または停止性）の齲蝕があります．活動性齲蝕は，その表面はプラークで覆われていることが多く，視診では黄色から薄茶色を呈します．探針などで触診すると，その表面は軟化し粗造感がある軟化病変です．非活動性齲蝕は，視診で濃茶から黒色の着色が認められ，その表面に光沢があります．触診では硬く感じられ，滑沢な硬化病変です．なお，活動性病変か非活動性病変か明確に鑑別できない病変を皮革様病変といいます．視診ではなめし革（レザー）様でくぐもって見え，触診するとザラザラ感があります．根面齲蝕の臨床分類は，以上の3つの病変に分けられます[1, 2]（**表**）．

　根面齲蝕の臨床分類がわかったところで，図1-①をもう一度見てみましょう．$\boxed{2}$のセメント-エナメル境下の唇側病変は薄茶色を示しています．近心隣接面に薄茶色の浅い欠損が歯肉辺縁に接して認められました．どちらも探針で表層を触診すると

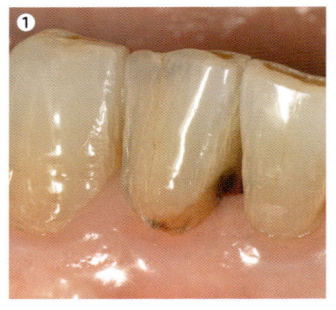
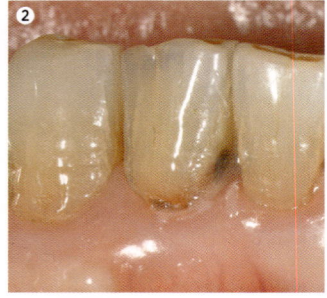
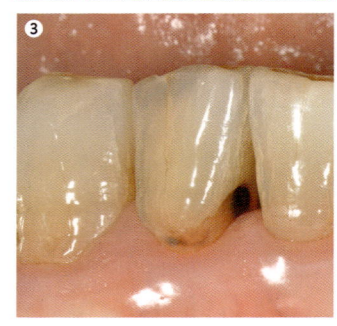
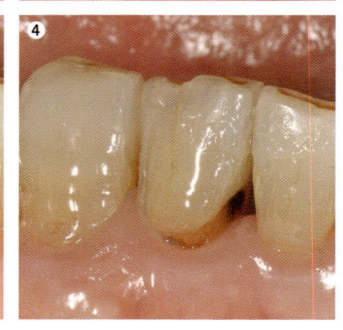

図1 ②の初期根面齲蝕

① 79歳女性．セメント-エナメル境直下の唇側病変は薄茶色を示し，近心隣接面に薄茶色の浅い欠損が歯肉辺縁に接して認められた．どちらも探針で表層を触診すると軟化していた．活動性初期根面齲蝕と診断した

② 病変部にクリンプロホワイトバーニッシュF（スリーエム）を塗布

③ バーニッシュ塗布から2週間後．病変にプラークは付着しておらず，セメント-エナメル境直下の唇側病変は薄茶色のままであるが，探針で触診すると表層はすこし硬く感じた．近心隣接面の浅い欠損は歯肉辺縁に接して認められるが，病変は黒変してきた．探針で表層を触診すると硬くなってきた．唇側根面齲蝕は皮革様病変，近心隣接面欠損は非活動性病変に移行した

④ 塗布から2カ月後．セメント-エナメル境直下の唇側病変は濃茶になり，触診すると硬化している．近心隣接面の浅い欠損は歯肉辺縁からすこし離れ，色調は黒変したまま病変は硬化している．2つの病変とも非活動性初期根面齲蝕病変になった

表 根面齲蝕の臨床分類

	表面性状	診断基準	病変の状態
軟化病変 Soft lesion	軟らかく，光沢がなく，粗造感がある	容易に探針が挿入できる	活動性
皮革様病変 Leathery lesion	なめし革（レザー）様で，ザラザラ感があり，すこし粘りを感じる	探針は挿入できるが引き抜く際に抵抗がある	活動性または非活動性
硬化病変 Hard lesion	健全歯根面と同程度に硬く，滑沢で，光沢がある	探針の挿入はできない	非活動性

（文献2）より作成）

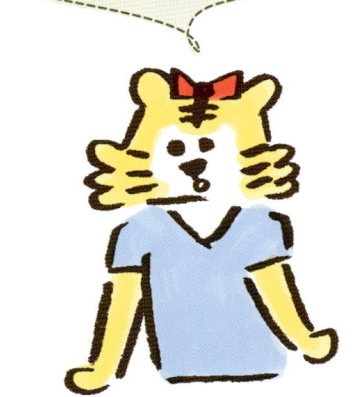

根面齲蝕にもいろいろあるのね！

軟らかく感じました．以上から，②の2つの病変は，活動性初期根面齲蝕と診断できます．

では，どのような処置を行えばよいのでしょうか？

活動性病変の再石灰化

実質欠損が浅く0.5mm未満の活動性初期齲蝕病変の場合，保存修復治療を行わずフッ化物を用いて再石灰化を図り，齲蝕を管理することが推奨されています[1]．今回のケースでも，唇側病変には欠損が認められず，近心隣接面の欠損は0.5mm未満でしたので，充填処置を行わず，再石灰化を試みることにしました[1]．なお，0.5mmという深さは，CPIプローブの先端（球状で直径が0.5mm）を目安にして測定します．

再石灰化により活動性病変を非活動性病変へ変換させるためには，定期来院を前提としたプロフェッショナルケアだけでなく，セルフケアの継続が不可欠です．歯科医院でのプロフェッショナルケアとしては，プラーク除去と歯科医院専用の高濃度のフッ化物塗布，必要に応じた生活習慣に対する患者さんへのアドバイスを行います．毎日行うセルフケアでは，ブラッシングによるプラーク除去とフッ化物配合歯磨剤の使用を主としますが，就寝前のケアが特に重要です．

活動性病変にプラークが付着していると進行してしまうので，病変部にプラークが付着していないか来院時に必ず確認します．ハイリスク患者には，フッ化物配合洗口剤による洗口と歯磨剤の併用を勧めます[1]．併用すると，さらに活動性齲蝕の非活動性化が図れます．

当院では，来院間隔を2週間ごとに2〜4回，その後1〜3カ月ごと，長くて半年に1回にしています．

本症例の場合，病変は 2̲ の1歯でしたので，高濃度フッ化物としてフッ化物配合バーニッシュ（フッ化物濃度；22,600ppm）のクリンプロホワイトバーニッシュF（スリーエム）を塗布しました（図1-②）．ただし，クリンプロホワイトバーニッシュFは，日本では知覚過敏症治療のみに適応となっているので，齲蝕予防や進行抑制に使用する場合は，歯科医師の裁量によって使用することになります．

バーニッシュ塗布から2週間後です（図1-③）．2̲ の病変にプラークは付着していませんでした．セメント-エナメル境下の唇側病変の色調は薄茶色のままですが，探針で触診すると表層はすこし硬く感じました．近心隣接面の浅い欠損は歯肉辺縁に接して認められますが，病変は黒変し，探針で表層を触診すると硬くなってきているようでした．唇側根面齲蝕は皮革様病変に，近心隣接面欠損は非活動性病変になりました．

フッ化物配合歯磨剤を使用したセルフケアは継続されており，2カ月後の来院時（図1-④），2̲ のセメント-エナメル境直下の唇側病変は濃茶になり，触診すると硬化しています．近心隣接面の浅い欠損は歯肉辺縁からすこし離れ，プラークが除去しやすくなりました．色調は黒変したままで，病変も硬化しています．2つの病変とも非活動性初期根面齲蝕と診断しました．

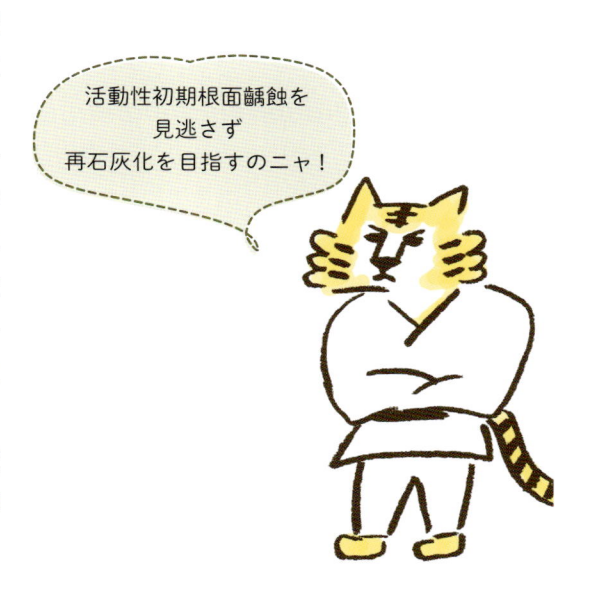

活動性初期根面齲蝕を
見逃さず
再石灰化を目指すのニャ！

活動性初期根面齲蝕の経過

図1の症例では2カ月後，病変は非活動性病変になりました．その後どのように経過するのでしょうか．

次に，初期根面齲蝕の長期経過を見ていただきます．メインテナンス移行時，60歳の女性です．3̲ 唇側面は齲蝕によりレジン充塡を行っています．1̲ 2̲ の唇側歯頸部の根面に活動性初期根面齲蝕病変が認められます（図2-①）．この当時，患者さんはフッ化物配合歯磨剤を使用していませんでした．

メインテナンス2年目，フッ化物配合歯磨剤を使用するようになりましたが，プラークコントロールは徹底されていません（図2-②）．軟化病変の色調は茶色くなってきましたが，触診するとまだ完全には硬化していません．皮革様病変と診断しました．

その後セルフケアが定着し，メインテナンス5年目になりました（図2-③）．病変は黒変し，触診すると硬化しています．非活動性病変になりました．

メインテナンス28年目でも病変は進行しておらず，非活動性病変の状態が維持さ

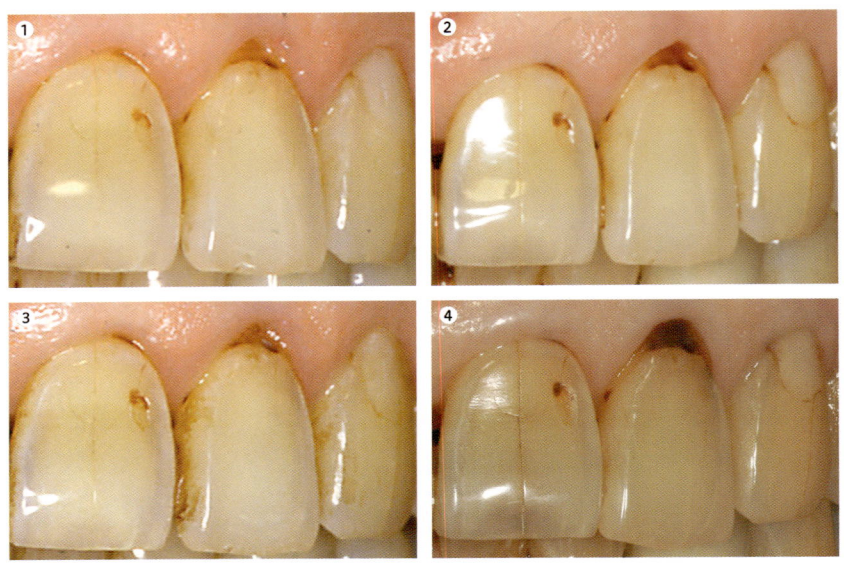

図2 |1̄2̄3̄ 初期根面齲蝕の長期経過

① 60歳女性．メインテナンス導入時．|3̄ の唇側面は齲蝕によりレジン充填．|1̄2̄ の唇側歯頸部直下の根面に活動性初期根面齲蝕病変が認められる

② メインテナンス2年目．軟化病変の色調は茶色くなってきたが，触診するとまだ完全には硬化していない．皮革様病変と診断した

③ メインテナンス5年目．病変は黒変し，触診すると硬化し非活動性病変になった

④ メインテナンス28年目．患者さんは88歳になったが，病変は進行しておらず非活動性病変の状態が維持されている．長期にわたり歯が保存されている

（①～③は文献3）より許諾を得て転載）

れています（図2-④）．患者さんは88歳になりましたが，唾液分泌量に問題はなく，いまのところプラークコントロールも順調に行えています．すべての病変が非活動性のままで維持されるわけではありませんが，活動性初期根面齲蝕が非活動性病変になったことで，長期にわたり歯を保存することができました．しかし，今後は加齢とともにセルフケアが難しくなり，プロフェッショナルケアの比重が高まることが予想されます．

フッ化ジアンミン銀水溶液による根面齲蝕の予防や進行抑制効果

38%フッ化ジアンミン銀水溶液（フッ化物濃度；約55,000ppm）は，1970年にサホライド液歯科用38%（ビーブランド・メディコーデンタル）として製品化され，乳歯齲蝕の予防や進行抑制に頻繁に使用されていました．しかし，齲蝕病変に塗布すると黒変することから，徐々にその使用が減ってきました．しかし近年，根面齲蝕の予防や進行抑制に効果があることがわかり，サホライドの使用が見直されてきています[4]．当院でもブラッシングの難しい下顎第二大臼歯などの根面齲蝕に使用しています（図3）．

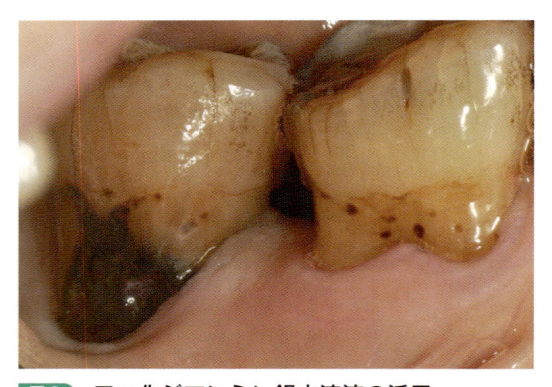

図3 フッ化ジアンミン銀水溶液の活用

81歳男性の 7̄| 頰側根面齲蝕にフッ化ジアンミン銀水溶液を塗布．根面は硬化している

初期根面齲蝕に対応するために

　初期根面齲蝕を見逃さないためには，根面齲蝕の好発部位を知る必要があります．セメント-エナメル境，歯肉辺縁部，修復物周辺，そして清掃性の悪い隣接面歯頸部が好発部位といわれています[1]．

　今回提示した症例もそうですが根面齲蝕は高齢者に多く，高齢者の根面齲蝕の発症や進行には，加齢とともに服薬や放射線療法などによる唾液分泌量の減少，そして不十分なプラークコントロールが関係します[5]．そのため，初期根面齲蝕の対応として，全身状態などを把握することも大切です．

　根面齲蝕は痛みを伴わず歯肉縁下にまで進行することも多く，特に歯頸部全周に及ぶ環状齲蝕の場合，修復処置が難しいといわれています[5]．そのため，根面露出が認められる場合，齲蝕予防を徹底し，齲蝕を発症させないことが重要です．また，齲蝕が発症した場合でも，活動性初期病変を非活動性にすることで進行を抑制すれば，処置が複雑にならず，歯の延命を図ることが可能になります．そのため，根面齲蝕の場合は発症予防とともに，初期根面齲蝕への対応を欠かすことはできません．

■ 参考文献

1）福島正義．高齢者の根面う蝕の予防と治療．日歯医師会誌 2014；67：6-17.
2）日本歯科保存学会 編．う蝕治療ガイドライン 第2版 詳細版．永末書店；2015. https://www.hozon.or.jp/member/publication/guideline/file/guideline_2015.pdf
3）景山正登．9.ライフステージ別にみるフッ化物応用（8）-成人（歯根露出・根面う蝕予防）．荒川浩久 監修．別冊歯科衛生士 歯科衛生士のためのフッ化物応用のすべて．クインテッセンス出版；2005. P.109-11.
4）今里　聡・北川晴朗．クリニカル サホライドによる根面う蝕のマネジメント："古くて新しい"フッ化ジアンミン銀製剤の有用性を再考する．日歯医師会誌 2019；72：409-17.
5）前薗葉月・林美加子．臨床の行方 根面う蝕を非切削でいかにマネジメントするか．日本歯科評論 2020；80：18-9.

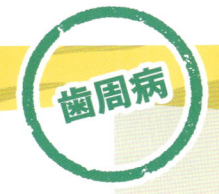

5章

歯肉炎に向きあうために

1〜4章までは，齲蝕についてお話ししてきました．本章からは，歯周病について見逃したくないポイントを確認していきます．今回は，なかなか自覚症状がなく，私たち歯科医療従事者も見落としやすい歯肉炎を見逃さないようにするために，考えを巡らせたいと思います．

患者さんも私たちも，歯肉炎に向きあうためにどのようにすればよいのでしょうか？

歯肉炎がみられました

図1-①を見てください．初診時，中学1年生の13歳男子の前歯部です．学校健診で下顎前歯部の歯肉が腫れていると指摘され，母親に付き添われて来院しました．9歳のときに行った齲蝕治療以来の受診です．

12歳ごろからブラッシング時に出血していましたが，歯ブラシによる傷だと思っていたそうです．さて，どのような所見がみられるでしょうか？

初診時，下顎前歯唇側歯肉に著しい腫脹と発赤がみられました（図1-①）．PCRは42.3％で，前歯唇側歯頸部にはプラークが多く沈着していました．全顎的なPPDは3mm以内で，BOPは20.2％でした（図1-②）．X線写真では歯槽骨吸収は認められず，齲蝕などもなく歯にも問題はみられません（図1-③）．全身的にも問題はありません．以上から，限局型中等度プラーク性歯肉炎と診断しました．

患者さんに口腔内写真を見せて，プラークコントロールの重要性を説明し，ブラッシングに取り組んでもらうことになりました．そのとき，ブラッシング指導を終了し

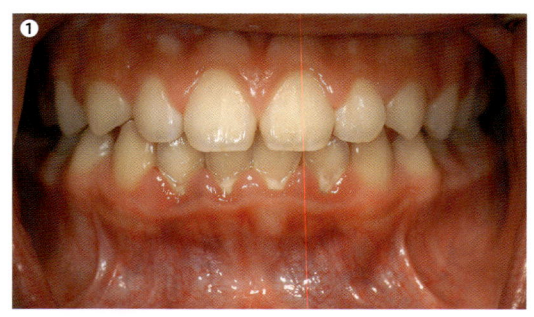

図1　下顎前歯唇側の歯肉炎

①13歳男子（初診時）の正面観．下顎前歯唇側歯頸部には，プラークが多量に沈着し，唇側歯肉には著しい腫脹と発赤が認められた

（文献1）より許諾を得て転載）

②
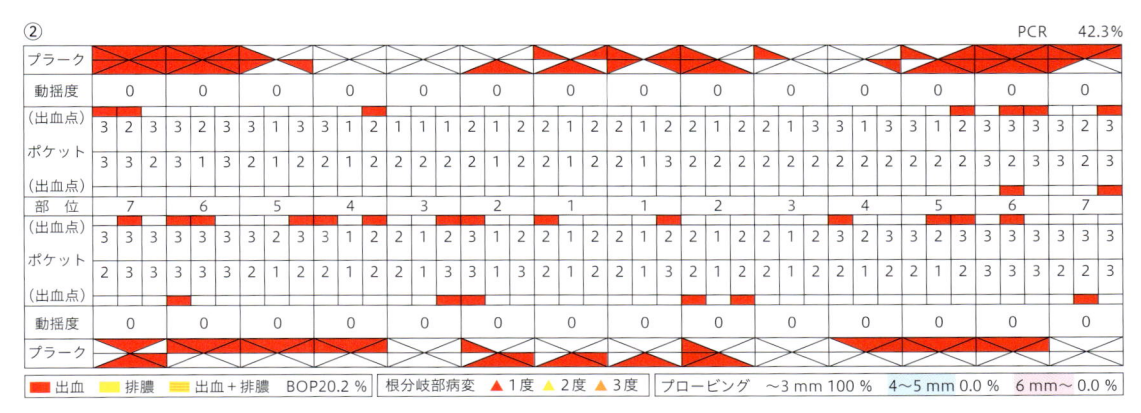

PCR　42.3%

プラーク																												
動揺度	0		0		0		0		0		0		0		0		0		0		0		0		0	
(出血点)	3	2	3	2	3	3	1	3	3	1	2	1	2	1	2	1	2	2	1	3	3	1	3	3	1	2	3	3	3	3	2	3
ポケット	3	3	2	3	1	3	2	1	2	2	1	2	2	2	2	2	1	2	2	2	3	2	2	2	2	2	2	3	2	3	2	3
(出血点)																																
部　位	7		6		5		4		3		2		1		1		2		3		4		5		6		7	
(出血点)																																
ポケット	2	3	3	3	3	3	2	1	2	2	1	2	2	3	3	1	3	2	1	2	2	1	2	1	2	2	1	2	3	3	2	3
(出血点)																																
動揺度	0		0		0		0		0		0		0		0		0		0		0		0		0	
プラーク																												

■ 出血　■ 排膿　■ 出血＋排膿　BOP20.2 %　｜根分岐部病変　▲1度　▲2度　▲3度｜プロービング　〜3 mm 100 %　4〜5 mm 0.0 %　6 mm〜 0.0 %

②プロービングチャート．PCRは42.3％，PPDは全顎的に3mm以内でBOPは20.2％であった

③
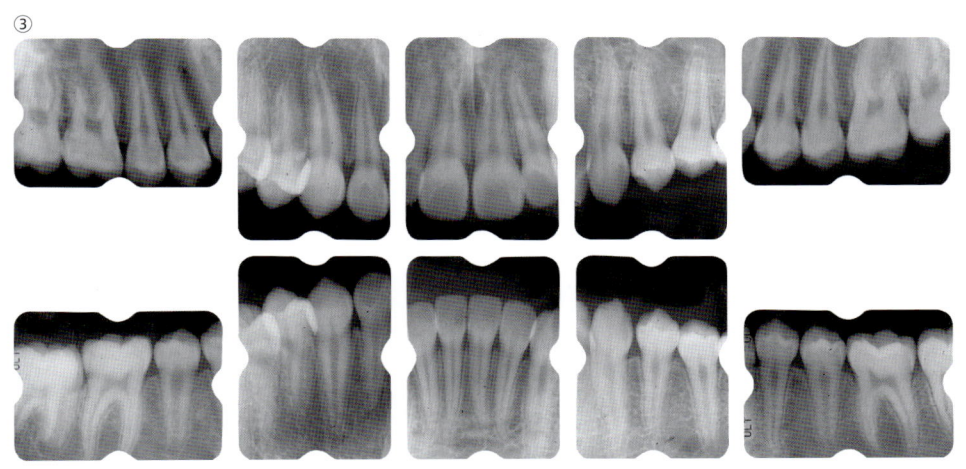

③Ｘ線写真10枚法．歯槽骨頂縁に骨吸収は認められず，齲蝕などもみられなかった

たときの本人の到達目標も掲げます．歯周治療後PCRが20％台までであれば歯周病が再発しなかったという報告[2]がありますので，当院ではPCR20％以下を目指しています．

歯肉炎が改善しないのだけれど

　初診時のブラッシング指導から1カ月後，下顎前歯唇側歯頸部には変わらずプラークが多量に付着し，歯肉の発赤・腫脹は継続していました（図2-①）．⑦は萌出途中ですが，この歯も含めて臼歯歯頸部歯肉には発赤・腫脹はみられませんでした（図2-②，③）．

　本人は毎日ブラッシングを行っていたそうですが，PCRは56.5％に増え，下顎臼

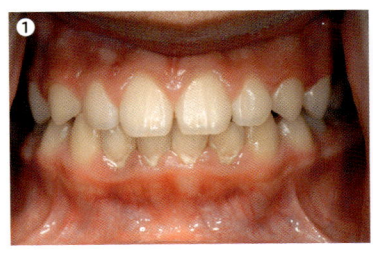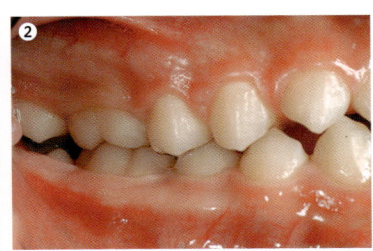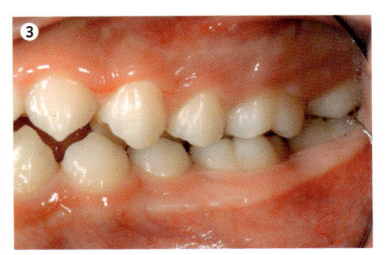

図2　初診のブラッシング指導から1カ月後
下顎前歯唇側歯頸部にプラークが多量に付着し，歯肉の発赤・腫脹は継続していたが，臼歯歯頸部歯肉および歯間乳頭に発赤・腫脹はみられなかった．⑦は萌出途中である

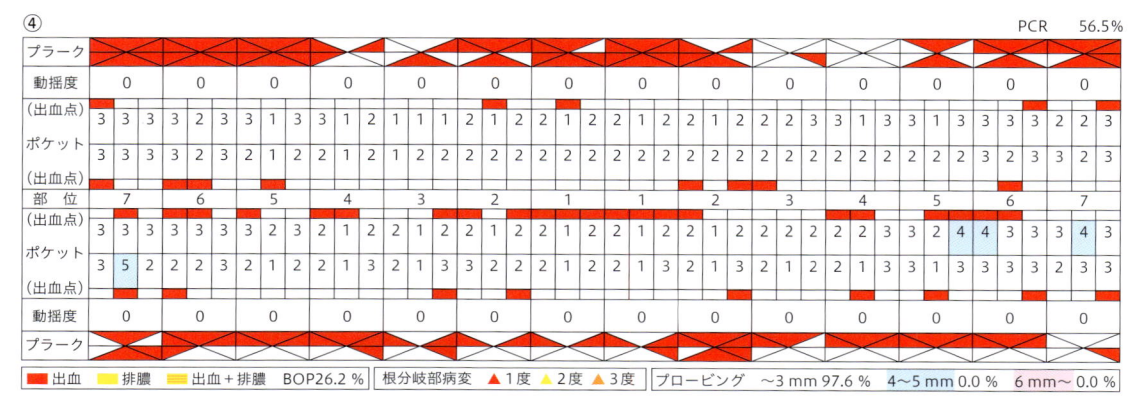

| | | | | | | | | | | | | | | | | | | | | | | | | | | | | | PCR | 56.5% |

④プロービングチャート．PCRは初診時の42.3%から56.5%に増えた．ほかの部位は3mm以下であるが，下顎臼歯部に4〜5mmのPPDが数カ所認められようになった．初診時20.2%であったBOPも26.2%に上がった

（文献1）より許諾を得て転載）

歯部に4〜5mmのPPDが数カ所認められ，BOPも26.2%になりました（**図2-④**）．下顎前歯唇側面のプラークは取れていましたが，歯頸部は取れていなかったので，歯ブラシの当てる部位を再度確認する必要がありました．

ここで質問です．

質問1 プラークコントロールに取り組むために重要なことは何でしょうか？

プラークコントロールに重要なこと

質問1 プラークコントロールに取り組むために重要なことは何でしょうか？

回答 この状況を患者さん本人と母親に見せ，歯肉に改善がみられないのはプラークコントロールが原因であることを理解していただけたと感じられたので，再度ブラッシング指導を行うことにしました．今回は特に，下顎前歯のプラークコントロールを徹底することにしました．

ここで重要なのは，本人が「ブラッシングを行おう」と意欲をもつことであり，私たちが押しつけてはいけないということです．初診からの1カ月は，本人をその気にさせるための重要な期間でした．患者さん自身がプラークコントロールの重要性に気がつかなければ，行動に変化が起こりにくく長続きしないでしょう．また，実際に口腔内写真などを見てもらうことで，気づきを促すことも非常に有効です．

再度プラークコントロールに取り組みはじめてから4カ月後，懸命に取り組んでもらえたことで，歯周基本治療終了時には下顎前歯唇側面の歯肉炎は改善し，歯周組織は健康になりました（**図3-①**）．臼歯部などのほかの部位もプラークコントロールが良好で，炎症は認められません．PCRは14.9%になり，目標であった20%以下を達成しました．4〜5mmの仮性ポケットが臼歯部にすこしみられますが，BOPは4.8%になりました（**図3-②**）．そこで，メインテナンスに移行することにしました．

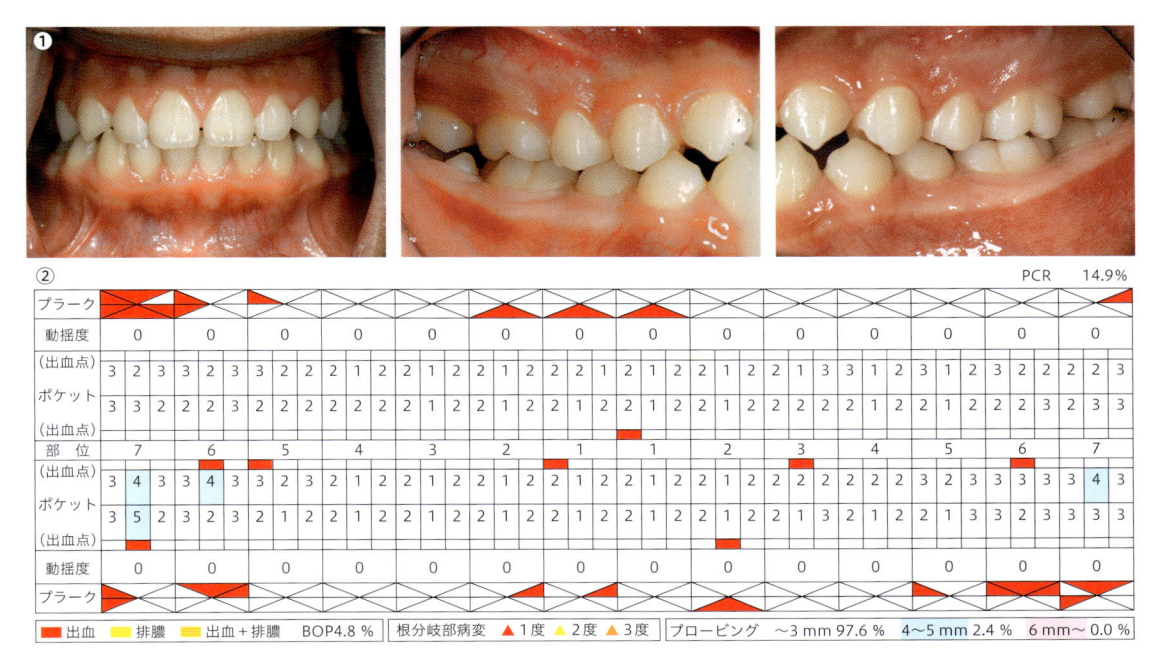

② PCR 14.9%

プラーク																								
動揺度	0		0		0		0		0		0		0		0		0		0		0		0	
(出血点)	3 2 3	3 2 3	3 2 2	2 1 2	2 1 2	2 1 2	2 1 2	2 1 2	2 1 2	2 1 2	2 1 3	3 1 2	3 1 2	3 2 2	2 2 3
ポケット	3 3 2	2 2 3	2 2 2	2 2 2	2 1 2	2 1 2	2 1 2	2 2 2	2 1 2	2 2 2	2 2 1	2 2 1	2 1 2	2 2 3	2 3 3
(出血点)															
部位	7	6	5	4	3	2	1	1	2	3	4	5	6	7
(出血点)	3 4 3	3 4 3	3 2 3	2 1 2	1 2 2	2 1 2	2 1 2	2 2 2	2 2 2	2 3 2	3 3 3	3 3 3	3 4 3
ポケット	3 5 2	3 2 3	2 1 2	2 1 2	2 1 2	2 1 2	2 1 2	2 2 2	2 2 1	3 1 2	3 3 2	3 3 3	3 3
(出血点)															
動揺度	0		0		0		0		0		0		0		0		0		0		0	
プラーク																								

■ 出血　■ 排膿　■ 出血＋排膿　BOP4.8 %　根分岐部病変 ▲1度 ▲2度 ▲3度　プロービング ～3mm 97.6 %　4～5mm 2.4 %　6mm～ 0.0 %

図3 初診から5カ月後，再ブラッシング指導から4カ月後の歯周基本治療終了時
①プラークコントロールは改善し，まだ下顎前歯唇側面の歯肉に隆起があるものの，歯周組織は健康になった
②PCRは14.9%と，目標である20%以下になった．PPD 4～5mmの仮性ポケットが臼歯部に散見されるが，BOPは4.8%になった

（文献1）より許諾を得て転載）

ブラッシングを定着させるために

　ブラッシングを定着させるためには，診療室でいっしょに練習をしてもらうことが大切です．**図4-①**は12歳女子の下顎右側臼歯部の舌側面です．まずプラークを染色し，着色状態を本人に見せ（**図4-②**），どこにプラークが付着しているか確認したうえで自身でブラッシングをしてもらいます（**図4-③**）．終了後，プラークが除去できた状態を見せ，舌で歯面のツルツル感を感じてもらいます（**図4-④**）．来院ごとにブラッシングの練習を繰り返すことで，プラークコントロールの重要性について理解が深まり，ブラッシングの定着につながると考えています．

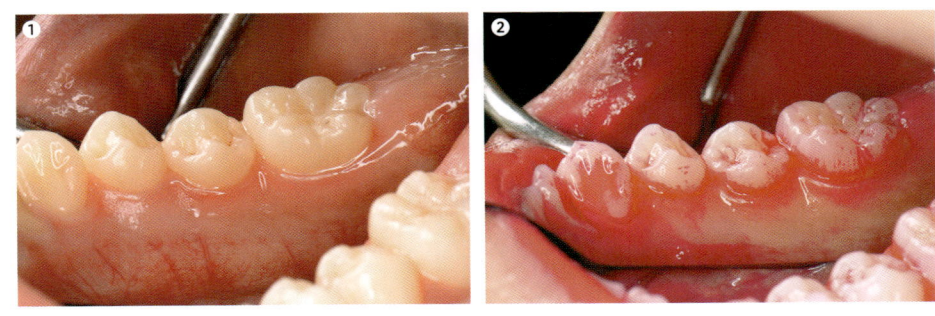

図4 ブラッシングによるプラークコントロール
①12歳女子の下顎右側臼歯部の舌側面．プラークが付着しているかどうかわかりにくい
②染色すると，歯頸部に沿って着色されたプラークが付着していた

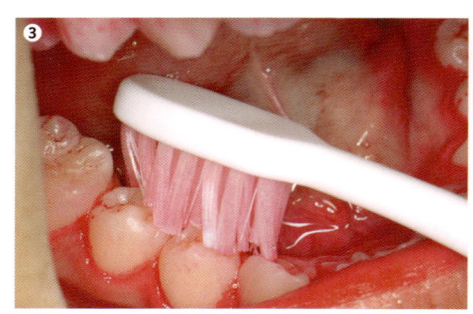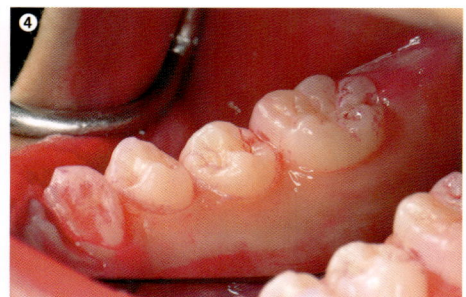

③ブラッシングの練習中
④プラークはほとんど除去できている

若年者の歯肉炎に向きあうために

　プラーク性歯肉炎は歯周組織の破壊がないので，プラークや歯石を除去することにより治癒が可能になります．しかし，歯肉炎は患者さんに自覚症状がほとんどなく，治療を受ける機会が少ないのが現状だと思われます．また，検診や歯周病以外の主訴で受診したときに指摘され，あまり病識がないので治療を受けたとしてもそれを維持するためのメインテナンスが継続しないことが多いようです．歯肉炎のすべてが歯周炎に移行するとは限りませんが，プラーク性歯肉炎を放置してしまったり，治療やメインテナンスを中断してしまったりすると，歯周炎になる可能性があります．患者さんのQOLを考えると，歯周炎に進行させずに歯肉炎の段階で食い止められるかどうかがとても重要になります．歯周炎の治療後では健康な歯周組織に改善したとしても，歯肉退縮などが起こり，正常な歯周組織に戻る可能性は高くありません．しかし，歯肉炎であれば，治療後に正常な歯周組織に回復することができるのです．

　未成年者に歯周治療を行う場合，本人の意欲とともに，家庭でプラークコントロールに取り組めるよう家族の支援が重要であることが，症例からもおわかりいただけたと思います．そこで，当院では，検査・診断後に次のように説明をしています．

　「歯周病原菌を雨に喩えるならば，歯がある限り雨が降りつづきます．自然にやむことはありません．そして，自分が歯だとすると，立っている地面がぬかるむことが歯周病です．

　歯周治療とは，ぬかるんだ地面をならすことです．雨が降りつづくなかで，地面をならしても，一時的にしかよくなりません．歯周病を治したいと思うのならば，まず傘を差す必要があります．これが，歯磨きです．傘を差すと，自分の立っている周りの地面が乾き，地ならししやすくなります．ならした地面を維持するには，傘を差しつづける必要があります．したがって，歯磨きは治療後も継続しなければ歯周治療の意味がありません．そのため，歯周病を治そうと思うご本人の気持ちやご家族の応援が必要なのです」

■ 参考文献
1）景山正登．別冊歯科衛生士　う蝕・歯周病予防のためのリスクアセスメント＆コントロール．クインテッセンス出版；2007．P.126，128，130．
2）木下四郎・他．メインテナンスに於ける好ましいプラークコントロールの程度について．日歯周病会誌 1981；23：509-17．

6章

I度の根分岐部病変を見逃さない

根分岐部病変罹患歯の予後は悪い

単根歯では，おもにセメント－エナメル境から根尖に向け，垂直的に歯周組織破壊が進行します．しかし，複根歯が歯周炎に罹患すると，歯周組織は垂直的に破壊されるだけでなく，根間で水平的に破壊され，根分岐部病変を引き起こします．つまり，根分岐部病変とは，複根歯の根間中隔の歯周組織が破壊される病変で，上顎では小臼歯と大臼歯，下顎ではおもに大臼歯に認められます[1]．

根分岐部病変が生じると，患者さん自身による口腔衛生も，専門家による根面デブライドメントもアクセスが難しくなります．これにより根分岐部病変は進行し，歯周炎も悪化または再発することから，これらの歯の長期予後はあまりよくありません．さらに，根分岐部病変罹患歯は，根分岐部病変のない大臼歯または単根歯よりも歯周治療への反応が悪く，付着喪失のリスクが高くなります．

そのため，もし根分岐部病変があるならば早期に発見することで，その歯を長期に保存できるのではないでしょうか．本章では，早期であるI度の根分岐部病変を見逃さないために，どのようにすればよいか考えたいと思います．

X線写真で下顎大臼歯根分岐部に透過像が認められた場合

図1-①のX線写真は，初診時60歳男性の 6| です．どのような所見がみられるでしょうか．

6| は歯内療法がなされクラウンが装着されています．6| 近遠心隣接面に歯石が沈着しており，歯槽骨頂縁に吸収がみられました．根間中隔部に，わずかですが透過像が認められます．しかし，X線写真だけでは，根分岐部病変の進行程度はわかりません．

図1-②は下顎右側頬側の口腔内写真です．根分岐部は歯肉で覆われ，根分岐部病変があるかどうかは肉眼ではわかりませんでした．

頬側根分岐部からファーケーションプローブを挿入すると2mm入りました．3mm未満なのでI度の根分岐部病変と評価することができます（図1-③）．

上顎大臼歯では？

次に，上顎大臼歯を見てみましょう．初診時92歳男性の 6| のX線写真です（図2-①）．歯冠は崩壊していますが，歯根はしっかりしています．今後治療を行い，補綴

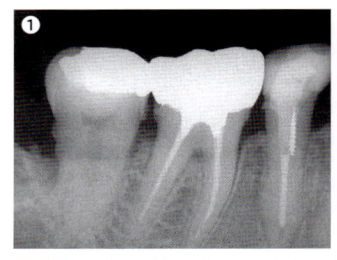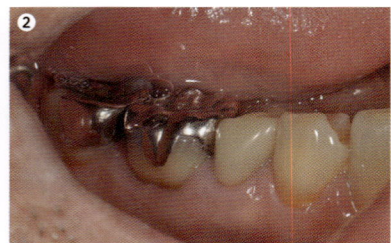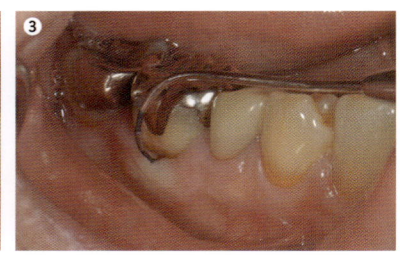

図1 I度の根分岐部病変（2根）

①初診時60歳男性の⑥のX線写真．歯内療法がなされクラウンが装着されている．近遠心隣接面に歯石が沈着しており，歯槽骨頂縁に吸収がみられた．根間中隔部にわずかだが透過像が認められる．しかし，根分岐部病変の進行程度はわからない
②頬側面．根分岐部は歯肉で覆われ，根分岐部病変があるかどうかはわからない
③頬側根分岐部からファーケーションプローブを挿入すると2mm入り，I度の根分岐部病変であることがわかった

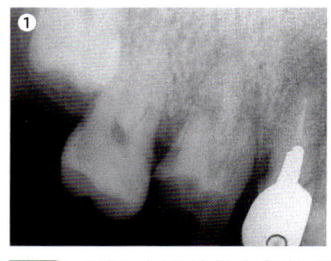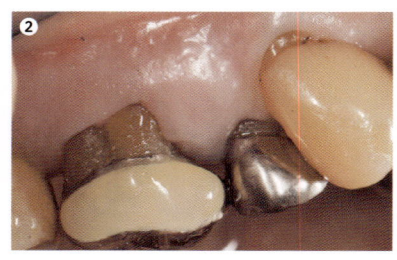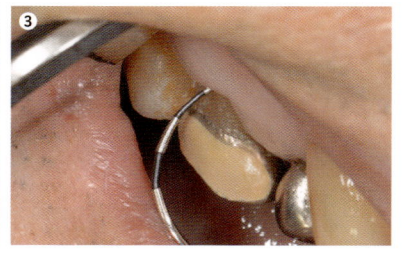

図2 I度の根分岐部病変（3根）

①初診時92歳男性の⑥のX線写真．歯冠は崩壊しているが歯根はしっかりしている．歯根は3根あり，根分岐部は頬側，近心，遠心にあるが，根分岐部病変があるのかどうかわからない
②頬側面．クラウンを装着した歯の根面は露出している．ルートトランクは長く陥凹が認められる．その陥凹に沿って歯肉がみられる．根分岐部病変があるかどうかはわからない
③頬側から根分岐部内にファーケーションプローブを挿入すると2mm入り，I度の根分岐部病変であることがわかった

装置を被せる予定です．この歯は3根あり，頬側根分岐部は認められますが，どのくらい進行しているかは口蓋根と重なっているためわかりません．また，近心根分岐部は近心根と口蓋根が重なり，遠心根分岐部は遠心根と口蓋根が重なるため，根分岐部自体を確認することができません．

クラウン装着後の⑥頬側の口腔内写真を見ると，根面は露出しています（**図2-②**）．この歯は補綴されているので，セメント－エナメル境の代わりとなるクラウンマージンから根分岐部円蓋（根が2根に分かれる起始点）までの距離であるルートトランクが長いことがわかります．そして，そのルートトランクには陥凹が歯冠方向から歯根方向に上下に認められます．しかし，根分岐部入口が露出するほど歯肉退縮は進んでおらず，歯肉がこの陥凹に沿ってみられます．したがって，根分岐部病変があるかどうかはわかりません．

頬側から根分岐部内にファーケーションプローブを挿入すると，2mm入りました．3mm未満なのでI度の根分岐部病変でした（**図2-③**）．一方，近心と遠心の根分岐部にファーケーションプローブは入りませんでした．

では，質問です．

質問1 なぜ，ファーケーションプローブを使用する必要があるのでしょうか？
質問2 ファーケーションプローブはどこを基準に測定すればよいでしょうか？

X線写真で見えるもの

　最初にどちらの症例とも，X線写真から見ていただきました．下顎大臼歯の頬側根分岐部入口と舌側根分岐部入口の間の分岐部溝は，X線写真のフィルムまたはセンサーの平面に垂直，つまり中心ビームに平行に位置づけられますので，根間骨は透過像として認められる可能性があります．一方，上顎大臼歯は先ほども述べたように，近心側と遠心側の分岐部入口の間の分岐部溝はX線フィルムまたはセンサーの平面に平行で，中心ビームに垂直になります．頬側根分岐部入口はほとんどの場合，口蓋根と重なっているため，根間骨は非常に限られた範囲でしか判断できません[2]．したがって，上下顎大臼歯とも，根分岐部病変の検査には視診と触診（ファーケーションプローブを使用した検査）が重要になります．

　しかし，先述の2症例からわかっていただけたと思いますが，根分岐部が露出していない限り，視診では根分岐部病変があるかどうかはわかりません．根分岐部病変の有無や進行程度を評価するためには，ファーケーションプローブを使用した検査が不可欠です．

質問1 **なぜ，ファーケーションプローブを使用する必要があるのでしょうか？**

回答　根分岐部の特異的な解剖形態，それらの彎曲した経路，そして上顎小臼歯と大臼歯の近遠心の分岐部入口は隣接面に開いていることから，根分岐部病変の診断では彎曲したファーケーションプローブの使用が求められます．まっすぐなプローブの使用は，根分岐部病変の程度を過小評価する可能性があるといわれています[2]．

　なお，上顎大臼歯では，隣接面にある根分岐部，特に遠心にある場合，そして隣在歯が存在する場合は，ほかの部位よりもファーケーションプローブのアクセスと測定が困難で，評価の正確度も下がりやすくなります．

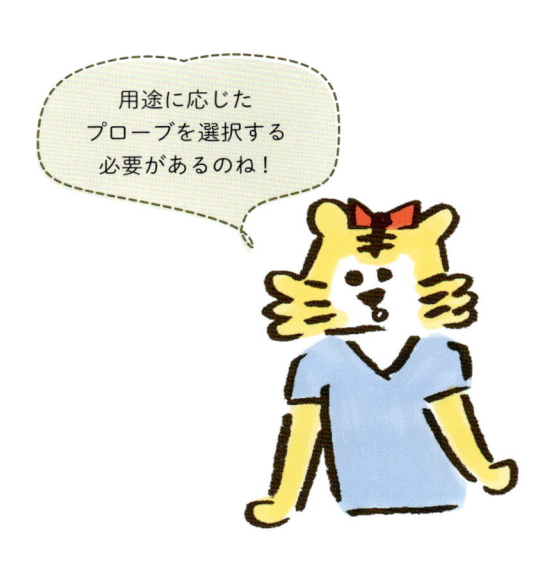

用途に応じた
プローブを選択する
必要があるのね！

質問2 **ファーケーションプローブはどこを基準に測定すればよいでしょうか？**

回答　ファーケーションプローブで，できるだけ正確に，再現性があるように測定するには，どこを基準にして測定すればよいのでしょうか？

　水平的プロービング時の基準は，根分岐部に隣接する歯根凸部の仮想接線とし，そこからファーケーションプローブの先端までの距離を測定します[2]（**図3**）．

　当院で使用しているファーケーションプローブは，ネイバーズPQ2N（ヒューフレディ）です（**図4**）．目盛りは3mm刻みで，測定範囲の全長が12mmになります．

　ファーケーションプローブでアクセスおよび測定が困難な場合，ファーケーション

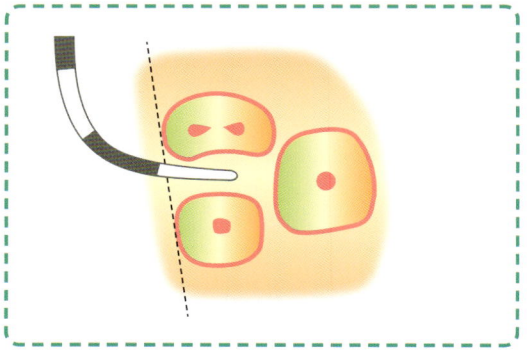

図3　水平的プロービングの基準
根分岐部に隣接する歯根凸部の仮想接線からプローブの先端
までの距離を測定する　　　　　　　　　　（文献2）より作図）

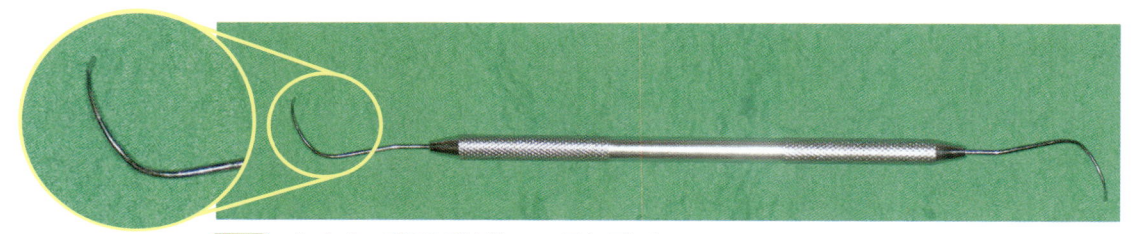

図4　ネイバーズPQ2N（ヒューフレディ）
目盛りが3mm刻みで，測定範囲の全長が12mm

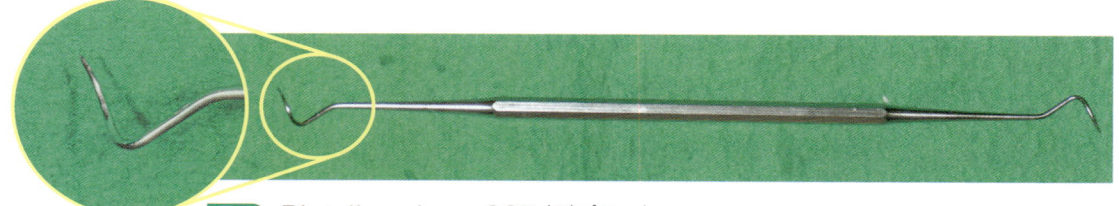

図5　Pigtail explorer S3D（デプラー）
根分岐部に使用する探針．ファーケーションプローブでアクセスおよび測定が困難な根分岐部に活用

　プローブに似た形態の探針Pigtail explorer S3D（デプラー）を使用します（**図5**）．
この探針はPPDの測定よりも根分岐部の探査を目的にしています．

根分岐部病変の分類

　根分岐部の水平的PPDから，さまざまな程度の根分岐部病変または水平的付着喪
失量をmm単位で評価し分類します．また，根分岐部病変の分類は，複根歯の治療方
針決定や予後の予測に役立ちます．

　ここでHampらの分類[3]を紹介します（**図6**）．Hampらの分類では3mm前後はⅠ
度またはⅡ度ですが，大臼歯に比べ近遠心幅径が短い上顎第一小臼歯の根分岐部病変
の場合，貫通病変であるⅢ度となる可能性があります．そのため，大臼歯では3mm
は歯の幅径の約1/3であることから，上顎第一小臼歯にも適応できるように，
LihdheとNymanの根分岐部病変分類では，mmの代わりに歯の幅径の1/3という
基準を用いています[5]．なお，LihdheとNymanの分類では，根分岐部病変の程度
をローマ数字（Ⅰ・Ⅱ・Ⅲ）ではなくアラビア数字（1・2・3）で表しています．

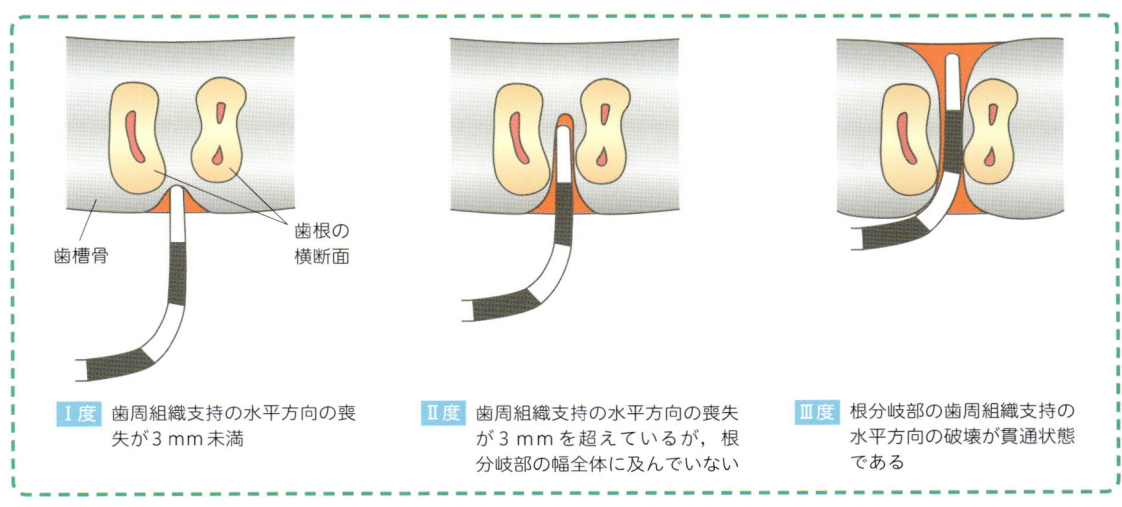

| Ⅰ度 歯周組織支持の水平方向の喪失が3mm未満 | Ⅱ度 歯周組織支持の水平方向の喪失が3mmを超えているが，根分岐部の幅全体に及んでいない | Ⅲ度 根分岐部の歯周組織支持の水平方向の破壊が貫通状態である |

図6　Hamp らの根分岐部病変の分類
根分岐部病変が認められない場合は0度とする　　　　　　　　　　　　　　（文献4）より作図）

Ⅰ度の根分岐部病変を見逃さない

　では，私たちはなぜ，Ⅰ度の根分岐部病変を見逃さないようにしなければならないのでしょうか？

　Salviらは，歯周治療を受けた患者さんで，複根歯にⅡ度またはⅢ度の根分岐部病変がある場合は，歯の喪失の明らかなリスクになると指摘しています[6]．しかし，根分岐部病変Ⅰ度の場合は，0度と比較して歯の喪失のリスク因子にならなかったと示しています．また，Huynh-Baらは，Ⅰ度の根分岐部病変は非外科的治療で適切に管理できると述べています[7]．

　これらのことから，Ⅰ度の根分岐部病変は，歯周基本治療により根分岐部病変を進行させずに歯の延命を図ることが可能と考えられます．そのため，ファーケーションプローブを使用した検査とX線写真検査により，Ⅰ度の根分岐部病変を見逃さないことが大切なのです．

■ 参考文献
1）日本歯周病学会 編．歯周治療の指針2015．医歯薬出版；2016.
2）Eickholz P, Walter C. Clinical and Radiographic Diagnosis and Epidemiology of Furcation Involvement. Nibali L ed. Diagnosis and treatment of furcation involved teeth. Wiley Blackwell; 2018. P.15-31.
3）Hamp SE et al. Periodontal treatment of multirooted teeth. Results after 5 years. J Clin Periodontol 1975; 2: 126-35.
4）沼部幸博．根分岐部病変の分類と処置法．鷹岡竜一，牧野 明 編著．月刊歯界展望別冊 根分岐部病変 臨床対応とエビデンス．医歯薬出版；2015．P.30-7.
5）Nyman S, Lindhe J. Examination of patients with periodontal disease. Lindhe J et al eds. Textbook of Clinical Periodontology. Copenhagen. Munksgaard; 1989. P.316.
6）Salvi GE et al. Risk factors associated with the longevity of multi-rooted teeth. Long-term outcomes after active and supportive periodontal therapy. J Clin Periodontol 2014; 41: 701-7.
7）Huynh-Ba G et al. The effect of periodontal therapy on the survival rate and incidence of complications of multirooted teeth with furcation involvement after an observation period of at least 5 years: a systematic review. J Clin Periodontol 2009; 36: 164-76.

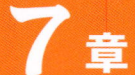

7章 歯周病

フレミタスを触知しよう

フレミタスを見逃さない

　歯周治療終了後のメインテナンス来院時，私たち歯科医療従事者は，炎症の再発の可能性を示すリスクやサインに注意を払います．それはプラークコントロールレコード（PCR）が増えていないか，PPDが前回よりも深くなっていないか，BOPが認められないかなど，歯周組織に炎症による障害が起きていないか確認するためです．

　また，歯周組織には歯を介して外力が加わりますので，外力による障害，すなわち外傷が起きていないか把握する必要があります．外傷を確認する1つの方法として，フレミタスの触知があります．本章では，フレミタスについて掘り下げてみたいと思います．

　ちなみに，フレミタスとは「動揺までは至らないがわずかな振動」のことです[1]．早期接触または咬合干渉がみられる歯で触知できます．フレミタスを触知した場合，咬合性外傷が疑われるので咬合調整などを行う必要があります．

　では，さっそく症例を見てみましょう．

歯肉辺縁の腫脹を見逃さない

　図1-①の写真を見てください．メインテナンス9年目の70歳女性です．来院時に1| 歯肉辺縁の腫脹に気づきました．1| にプラークは付着していません．PPDは3mm以内でBOPも認められません．動揺度は生理的範囲内です．食いしばりの自覚があります．歯周炎の症状は認められないので，この腫脹は咬合性外傷と関係していることが予想されます．

　1| 唇側歯面に手指を当て，開閉運動および前方運動で軽微な振動，すなわちフレミタスを触知することができました．患者さんに不快感などの自覚症状はありませんでした．この後歯科医師が，フレミタスを触知しなくなるまで咬合調整を行い，食いしばりにも注意していただくことにしました．

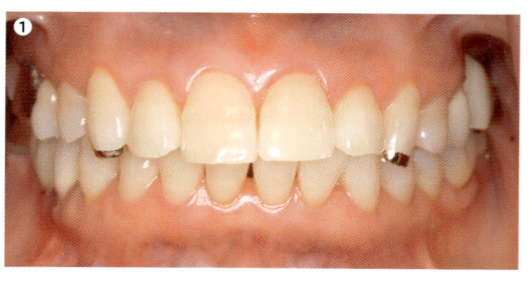

図1　フレミタスの触知

①メインテナンス 9年目の70歳女性．来院時に1| 歯肉辺縁の腫脹に気づいた．1| にプラークは付着していない．PPDは3mm以内でBOPも認められない．動揺度は生理的範囲内である．食いしばりの自覚がある．1| 唇側歯面に手指を当て，開閉運動と前方運動でわずかな振動，すなわちフレミタスを触知することができた．患者さんには不快感などの自覚症状はなかった．この後，歯科医師が咬合調整を行った

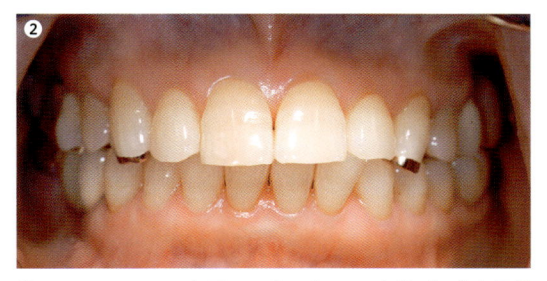

②メインテナンス13年目，74歳．①から4年後．|1 歯肉辺縁の腫脹が軽減してきた．|1 にプラークは付着していない．PPDは3mm以内でBOPも認められない．2カ月間隔のメインテナンスでの来院ごとにフレミタスを確認し，歯科医師が咬合調整を行った．フレミタスはあまり触知しなくなってきた

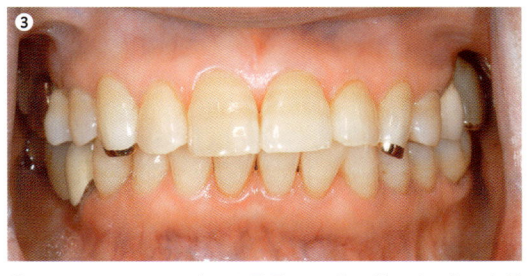

③メインテナンス16年4カ月目，78歳．①から7年4カ月後．|1 歯肉辺縁は自然な形態に戻ってきた．フレミタスを触知しなくなった．|1 にプラークは付着しておらず，PPDは3mm以内．BOPも認められない．動揺度は生理的範囲内である

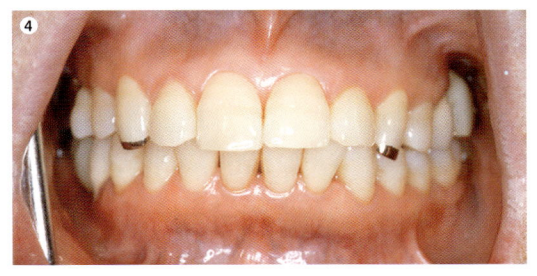

④メインテナンス1年目，62歳．①の8年前．|1 の歯肉辺縁は腫脹しておらず，自然な形態を示している．|1 にプラークは付着していない．PPDは3mm以内でBOPも認められない．動揺度は生理的範囲内であった

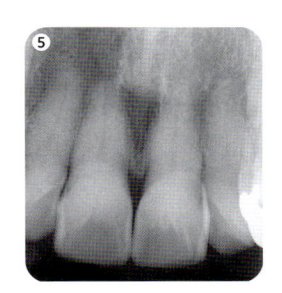

⑤メインテナンス1年目の|1 X線写真．歯槽硬線は明瞭で歯槽骨吸収も認められない

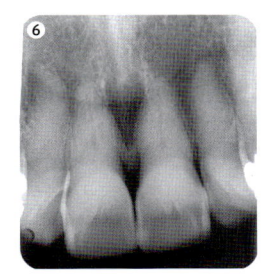

⑥メインテナンス16年4カ月目の|1 X線写真．歯槽硬線は明瞭のままで，⑤と比較して歯槽骨吸収は進行していない

図1　フレミタスの触知（つづき）

　図1-②はメインテナンス13年目，図1-①から4年後です[2]．患者さんは74歳です．|1 歯肉辺縁の腫脹が軽減してきました．|1 にプラークは付着していません．PPDは3mm以内でBOPも認められません．2カ月間隔のメインテナンスでの来院ごとにフレミタスを確認し，歯科医師が必要に応じて咬合調整を行ったところ，徐々にフレミタスを感じなくなってきました．

　図1-③はメインテナンス16年4カ月目，図1-①から7年4カ月後の正面観です[2]．患者さんは78歳になりました．|1 歯肉辺縁は自然な形態に戻っています．フレミタスは触知しなくなりました．|1 にプラークは付着しておらず，PPDは3mm以内です．BOPも認められません．動揺度は生理的範囲内です．患者さんもできるだけ食いしばりに注意しています．

　それでは|1 の変化を経年的にみてみましょう．図1-④は図1-①の8年前，メインテナンス1年目の62歳のときの口腔内写真です．|1 の歯肉辺縁は腫脹しておらず，自然な形態を示しています[2]．|1 にプラークは付着していません．PPDは3mm以内でBOPも認められません．動揺度は生理的範囲内でした．

　図1-⑤はメインテナンス1年目の|1 X線写真です．歯槽硬線は明瞭で，歯槽骨吸収も認められません．

　図1-⑥はメインテナンス16年4カ月目の|1 X線写真です．歯槽硬線は明瞭のままで，図1-⑤と比較して歯槽骨吸収は進行していません．

　図1-⑤から図1-⑥まで約15年経過していますが，X線写真では顕著な変化はみられません．この症例の場合，|1 歯肉辺縁の腫脹というサインが8年かけて現れ，約7年かけて消退し，歯肉辺縁は自然な形態に戻りました．このようなサインの消長は，経過が長いものなのか，そうでないのかは定かではありませんが，丹念に推移を

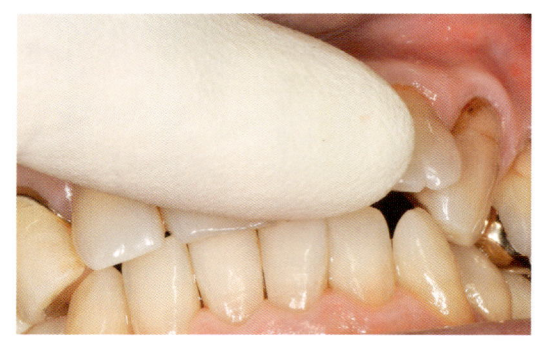

図2 手指を上顎歯列に当てて咬合させ，フレミタスの有無をチェックしているところ

追わなければわからないものであることは確かです．いずれにせよ，フレミタスの触知を来院ごとに行うということがポイントでした．

また，フレミタスを触知した場合は，患者さんにも自身の歯に触れていただき，フレミタスの存在を自覚してもらうようにします．そうすることで，患者さんが食いしばりに注意を払うようになります．そして，フレミタスを感知したら来院していただくようにすることで，コンプライアンスも上がり，定期的な来院につながる可能性が高くなると考えています．

フレミタスは，手指を上顎歯列に当てて，歯を咬合させチェックします（**図2**）．『歯周病専門用語集』には，フレミタスは二次性咬合性外傷の診断に用いられるとの記載があります[1]．そこで，咬合性外傷について説明します．

咬合性外傷とは

咬合性外傷とは，「外傷性咬合（咬合性外傷を引き起こす咬合）によって引き起こされる深部歯周組織（セメント質，歯根膜，歯槽骨）の傷害」と定義されています[3]．健全な歯周組織に過度な咬合力が加わり生じる"一次性咬合性外傷"と，歯周炎による組織破壊の結果，支持歯槽骨が減少して咬合負担能力が低下した歯に生じる"二次性咬合性外傷"に分けられます．二次性咬合性外傷は，生理的な咬合力によっても生じます．

外傷性咬合には，歯列不正，早期接触，咬頭干渉，ブラキシズム，過剰な咬合力，側方圧，舌と口唇の悪習癖，食片圧入などがあげられます．外傷性咬合が認められる歯において動揺度が1度以上あり，かつX線所見で歯根膜腔の拡大・垂直性骨吸収が認められる歯については，咬合性外傷と診断します．その他の所見としては，①過度の咬耗，②歯の病的移動，③歯の破折，④X線所見での歯槽硬線の消失・肥厚，⑤歯根吸収，⑥セメント質の肥厚を伴うことがあります．

次に，二次性咬合性外傷の認められた歯でフレミタスを触知した症例を見てみましょう．

歯槽骨の吸収や動揺を見逃さない

図3-①は，58歳女性のメインテナンス移行時の|4の頬側面です．プラークは付着していませんでした．PPDは3mm以内でBOP（−）ですが，1度の動揺が認められました．

タッピングすると|4にフレミタスを触知しました．この後，歯科医師により咬合調整が行われました．ちなみに，初診時は近心口蓋側に7mmのPPDとBOP（＋）が

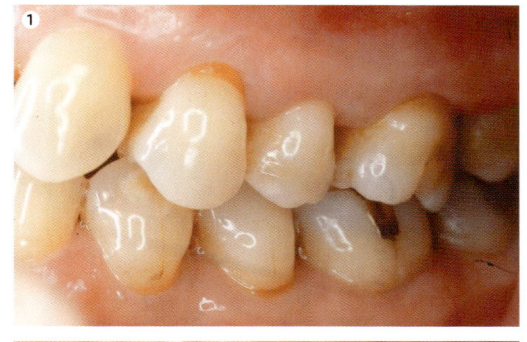
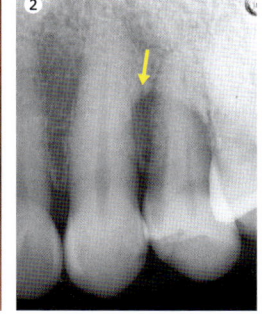
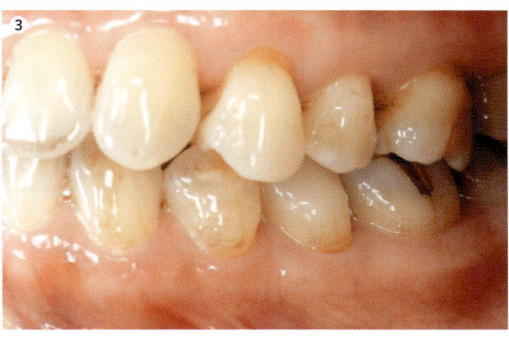
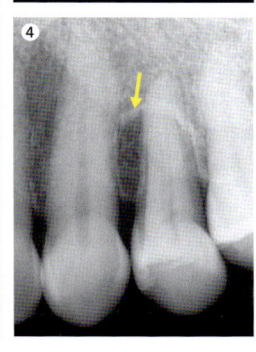

図3　歯槽骨吸収とフレミタス

①58歳女性. メインテナンス移行時. ⌊4 にプラークは付着していない. PPDは3mm以内で, BOP（－）であり, 1度の動揺が認められた. タッピングすると ⌊4 にフレミタスが認められた

②同 ⌊4 X線写真. 口蓋側に囲繞性骨吸収像が認められる. 歯槽硬線は明瞭ではない（矢印）

③メインテナンス3年目, 61歳. ⌊4 にプラークは認められない. PPDは3mm以内でBOP（－）である. ⌊4 は頬側にすこし移動している. 動揺度は生理的範囲内になり, フレミタスを触知しなくなった

④同 ⌊4 X線写真. 口蓋側の歯槽硬線が明瞭になった（矢印）

　認められ, 動揺度は1度でした. メインテナンス移行時の ⌊4 X線写真では, 口蓋側に囲繞性骨吸収像が認められました. 歯槽硬線は明瞭ではありません（図3-②, 矢印）.

　メインテナンスの来院間隔は3カ月で, 来院ごとにフレミタスを確認し, 必要に応じて咬合調整を行いました. その際, おもに口蓋側咬頭を削合しました.

　図3-③はメインテナンス3年目, 61歳のときの ⌊4 の頬側面です. プラークコントロールは良好で, プラークは認められません. PPDは3mm以下でBOP（－）です. ⌊4 は頬側にすこし移動しています. 動揺度は生理的範囲内になり, フレミタスを触知しなくなりました. ⌊4 X線写真では, 口蓋側の歯槽硬線が明瞭になりました（図3-④, 矢印）.

　本症例では, 歯周治療後に起こりやすい二次性咬合性外傷のサインを見逃さないために, 来院ごとにフレミタスを確認しました. メインテナンス3年目で動揺は収束し, 囲繞性骨吸収周囲の骨辺縁の歯槽硬線が明瞭になりました. サインを見逃さずフレミタスに対応することで, 歯周組織の改善を図ることができました.

フレミタスを触知しよう

　今回提示した2つの症例のように, 歯肉辺縁の腫脹, 歯槽骨の吸収や動揺などの病気のサインが認められた場合, フレミタスを触知することで, 咬合性外傷の有無を確認し, 適切な対応をとることにより歯周炎の発症や再発または進行を防ぐことが可能になります. しかし, サインが認められなくてもフレミタスを触知し対応することは, 病気のリスクを軽減するために大切なことです. ぜひ, 歯周治療時, 特にメインテナンス時にフレミタスを触知することを心がけましょう.

■ 参考文献
1）日本歯周病学会 編. 歯周病専門用語集. 医歯薬出版；2007.
2）飯田しのぶ. 長期症例からわたしが学んだこと④続けることの大切さ～22年の長期症例を振り返って～. デンタルハイジーン 2013；33：170-5.
3）日本歯周病学会 編. 歯周治療の指針2015. 医歯薬出版；2016.

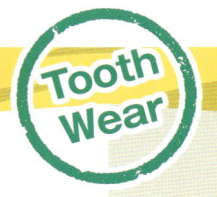

8章

Tooth Wear を見逃さない

　ここまで，齲蝕や歯周病で見逃したくない項目について検討してきました．本章から2回にわたって，齲蝕・歯周病に続く"第3の歯科疾患"といわれているTooth Wearを取り上げてみたいと思います．ちなみに，Tooth Wearとは「齲蝕以外が原因の病的な歯質の喪失」をいいます[1]．Tooth Wearを見逃さないために，まずどのような種類があるのか確認しましょう．

歯がすり減っている

　図1-①は49歳女性の正面観です．10代のころに，すべての第一小臼歯を抜歯し矯正治療を行っています．歯周組織には問題がなく，齲蝕も認められません．では，どのような所見が認められるでしょうか？

　まず，32|23 の歯冠高径が短くなっていることがおわかりいただけるかと思います．特に左側が顕著です．切端は平坦になっています．上顎前歯口蓋側面では，32|23 の切端は咬耗し象牙質が露出しており，光沢のある平坦な面であるファセットが認められます（図1-②）．|2 の切端の近心部分の咬耗は，ほかの部分より進行しています．

　問診したところ，家族から歯ぎしりを指摘されることがあるそうです．歯ぎしりを防止し，さらなる歯質の喪失を防ぐため，ナイトガードとして軟性スプリントを作製しました（図1-③）．

　図1-④は，軟性スプリントを装着し10年後の上顎前歯口蓋側面です．患者さんは59歳になりました．32|23 の切端に咬耗面が認められますが，10年前とあまり変わりがありません．軟性スプリントが功を奏しているのかもしれません．軟性スプリントは3，4年で咬合面に穴が開き壊れてしまうので，その都度，作り直す必要があります（図1-⑤）．

　このように，歯と歯の接触（咬合面や切端の接触または隣接面の接触）により，歯が機械的にすり減ることを「咬耗」とよびます．咬耗は一般的に切縁，咬合面，上顎前歯の口蓋側面，下顎前歯の唇側面に認められます．患歯には歯列の機能運動と関連するファセットが存在します[2]．

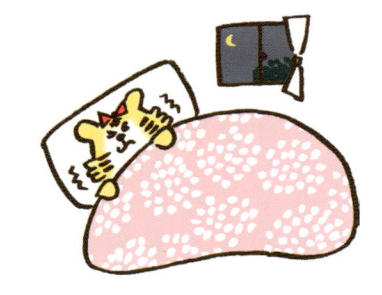

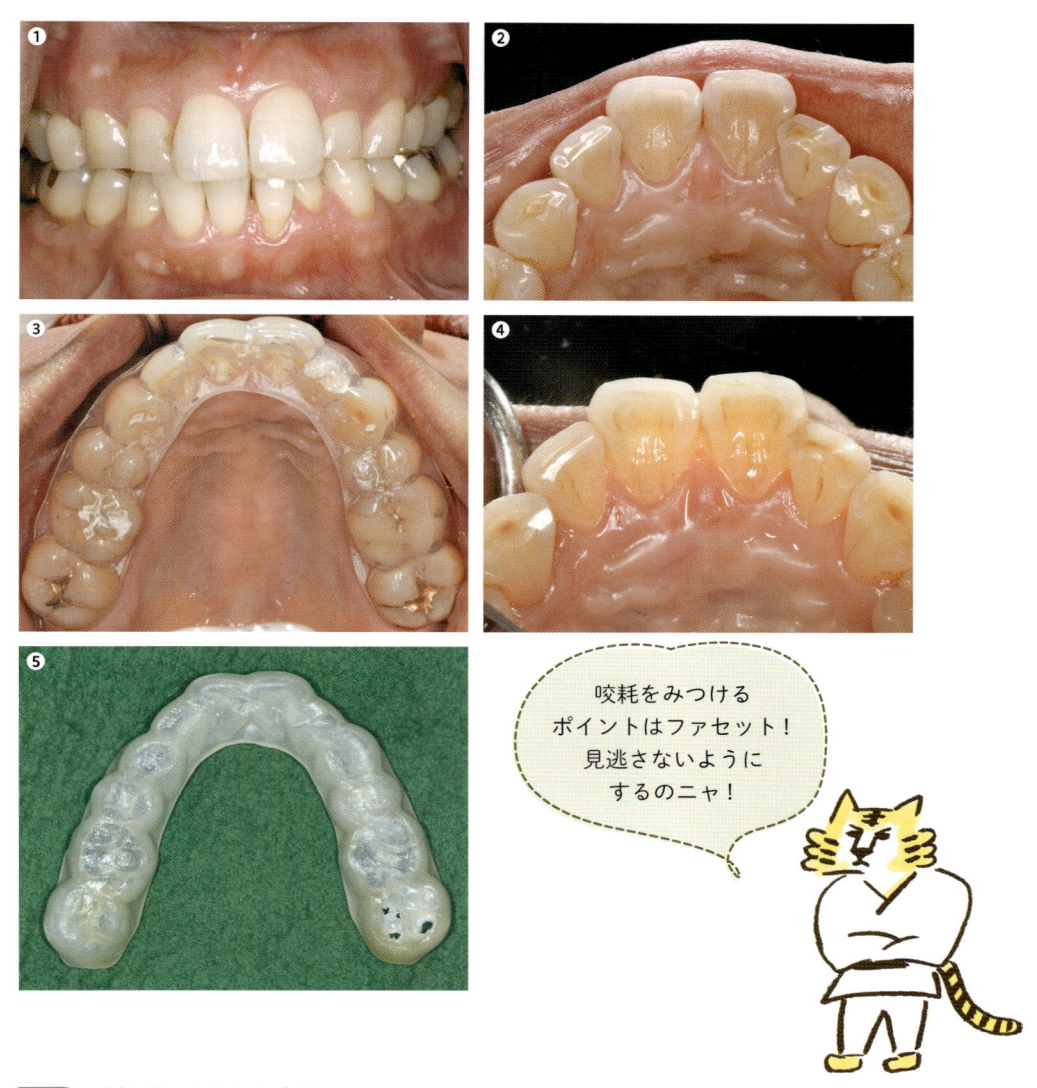

図1　咬耗が認められた症例

①49歳女性．初診時の正面観．歯周組織には問題がなく，齲蝕も認められない．32|23の歯冠高径が短く，特に左側が著しい．切端は平坦である

②上顎前歯口蓋側面．32|23の切端は咬耗し象牙質が露出しており，光沢のあるファセットが認められる．|2の切端の近心部分の咬耗は，ほかの部分より進行している

③軟性スプリントを装着した上顎咬合面

④軟性スプリントを装着し10年後の上顎前歯口蓋側面（59歳）．32|23の切端に咬耗面は認められるが，10年前とあまり変わりがない

⑤3年間使用した軟性スプリント．|7部に穴が開いたため再製した

（吹き出し）咬耗をみつけるポイントはファセット！見逃さないようにするのニャ！

歯が削れている

　次の症例を見てみましょう．**図2-①**は51歳女性の下顎前歯唇側面観です．歯周治療後のメインテナンス来院時です．PPDは3mm以下で，BOPも認められません．歯肉退縮が認められ，特に|3が著しく，補綴装置のマージンの下でさらに退縮が進んでいます．同様に，3|もレジン充填下の歯根面が露出しています．2+2の唇側根面はセメント-エナメル境の下で唇側から舌側方向にかけてくさび状に削れています．

　患者さんはふだん，研磨材含有歯磨剤を使用してブラッシングを行っていますが，ブラッシング圧が強くストロークも大きいので，弱い圧でストロークを小さくし，ゆっくり磨いてもらうように伝えました．また，歯磨剤も研磨材が入っていないもの

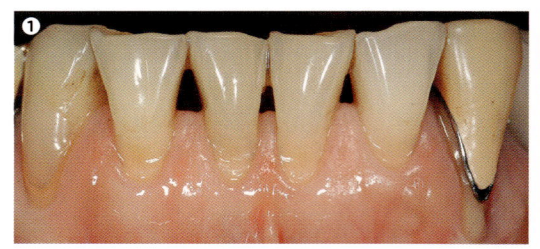 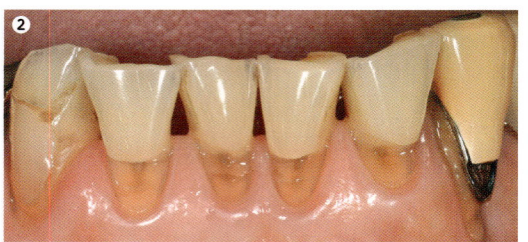

図2 摩耗が認められた症例

①51歳女性の下顎前歯唇側面．歯周治療後のメインテナンス来院時．PPDは3mm以下で，BOPも認められない．歯肉退縮が認められる．特に3 の歯肉退縮が著しく，補綴装置のマージンの下でさらに退縮が進んでいる．3 もレジン充填下の根面が露出している．2+2 までの唇側根面はセメント-エナメル境の下で唇側から舌側方向にかけてくさび状に削れている．研磨材含有歯磨剤を使用してブラッシングを行っている

②13年後の下顎前歯唇側面観（64歳）．歯肉退縮はあまり大きく進行はしていないが，2+2 までの唇側根面のくさび状欠損が進行した．エナメル質も減少している．3 は補綴装置マージン下の根面にくさび状欠損が認められる

表 Blackの分類[3]

I級窩洞	臼歯咬合面の小窩裂孔部，あるいは前歯舌面小窩に限局する窩洞
II級窩洞	臼歯隣接面の窩洞
III級窩洞	切歯または犬歯の切縁隅角を含まない隣接面窩洞
IV級窩洞	切歯または犬歯の切縁隅角を含む隣接面窩洞
V級窩洞	歯冠部の唇・頬・舌面の歯肉側寄り1/3までにある窩洞

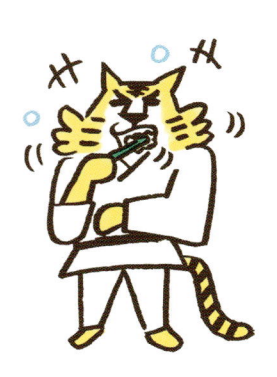

を使用していただくようにしました．

図2-② は13年後の下顎前歯唇側面です．患者さんは64歳になりました．歯肉退縮はあまり大きく進行はしていませんでしたが，2+2 の唇側根面のくさび状欠損が進み，エナメル質も減少しています．3 は，補綴装置マージン下の根面にくさび状欠損ができていました．2+2 は露髄寸前で，知覚過敏症状を強く訴えたので，くさび状欠損部にレジン充填を行いました．

この症例のように，歯と歯の接触以外の機械的な方法や手段（たとえば，研磨材含有歯磨剤を使用したブラッシングなど）により歯質が削られることを「摩耗」といいます．摩耗は，上下顎の歯の唇頬側歯頸部に存在する皿状あるいはくさび状のノッチ（くぼみ）として特徴づけられ，歯頸部の欠損およびV級窩洞に関連するもっとも一般的な歯質の喪失です[2]．なお，V級窩洞とは，I級からV級まである，Blackの分類（齲蝕治療のための窩洞形態の分類）の1つです[3]（表）．

この症例では，来院ごとにプラークコントロールの確認とブラッシング圧，ストローク，使用している歯磨剤などに注意していましたが，指導がうまくいかずに摩耗が進行してしまいました．忙しいと，つい従来のブラッシング習慣が出てしまいます．患者さんはプラークを除去しようと一生懸命ブラッシングを行っていましたが，今回の症例のようにブラッシング圧やストロークなどのコントロールは難しく，摩耗を止めることができない場合もあることを念頭に置くべきです．

歯が溶けている

続いて，3つ目のTooth Wear症例です．図3-① は40歳男性の初診時の3 の唇

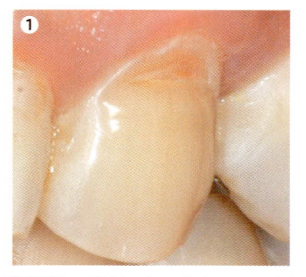 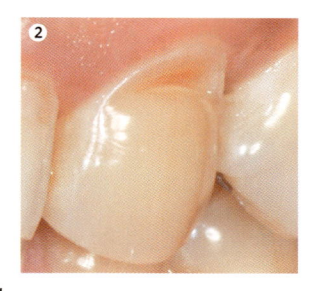

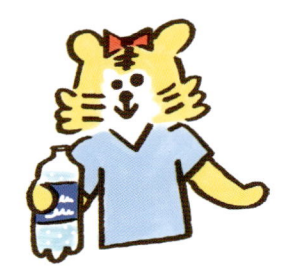

図3　**酸蝕が認められた症例**

①40歳男性．初診時の|3 の唇側面．エナメル質が広範囲に溶解し，最大豊隆部が認められず，平坦になっている．歯頸部の象牙質が露出し欠損しているが，歯肉縁に沿ってエナメル質が1層残っている．炭酸水を常用している

②1年後の|3 唇側面（41歳）．炭酸水をほとんど飲まなくなった．酸蝕は進行しておらず，形態的にあまり変化はない

側面です．どのような所見が認められるでしょうか？

エナメル質が広範囲に溶けて，最大豊隆部が認められず平坦になっています．歯頸部の象牙質が露出し欠損していますが，歯肉縁に沿ってはエナメル質が1層残っています．患者さんは炭酸水を常飲していました．

このように，細菌が産生する以外の酸によって歯が溶けることを「酸蝕」といいます．**図3-①**の所見が酸蝕の代表例で，このような所見があるときは酸蝕と診断することができます．酸蝕は酸に触れるすべての歯面に起こります．酸蝕を生じる要因は外的要因と内的要因に分類され，外的要因として飲食由来の酸，酸性の内服薬，環境中の酸があります．内的要因としては反復性嘔吐，逆流，反芻（はんすう）による胃酸（pH 1.0～2.0）もしくは胃内容物（pH 3.8）の口腔内への還流があげられます[4]．

この症例は外的要因である炭酸水を常用され，上顎左側前歯部唇側に炭酸水が触れるように飲んでいた結果，唇側面のエナメル質を喪失したと思われます．

この状態を患者さんに見ていただき，炭酸水を極力飲まないように指導しました．**図3-②**は1年後の|3 唇側面です．患者さんは41歳になり，炭酸水をほとんど飲まなくなりました．酸蝕は進行しておらず，形態的に大きな変化は認められません．

Erosive Tooth Wearとは

Tooth Wearのうち，酸蝕に摩耗や咬耗が重なることで起こる，酸蝕単独よりも重篤な歯質の喪失を「Erosive Tooth Wear」といいます[1]．歯質の喪失量は大きく，喪失は多数歯に及び，酸蝕と同様に外的要因でも内的要因でも生じます．特徴として，歯冠部エナメル質が広範囲で喪失する一方で，歯肉縁に沿って健全エナメル質が残ることがあげられます．

図4-①は40歳女性の上顎咬合面です．31|123 の口蓋側エナメル質は広範囲に喪失し，象牙質が露出しています．歯肉縁に沿ってエナメル質が残り，まるで支台歯形成したようです．大臼歯は咬合面のエナメル質が溶解し，象牙質が露出しています．

上顎前歯の口蓋側歯質を喪失しているため，咬合させても上顎と下顎は接触せず，隙間があります．前方および側方運動時にも歯の接触はありません（**図4-②**）．

患者さんは逆流性食道炎で内科に受診しています．逆流性食道炎という内的要因の酸蝕と研磨材含有歯磨剤を使用したブラッシングによる摩耗により，Erosive Tooth Wearが生じたと考えています．指導により症状が落ち着いたところで補綴治療を行

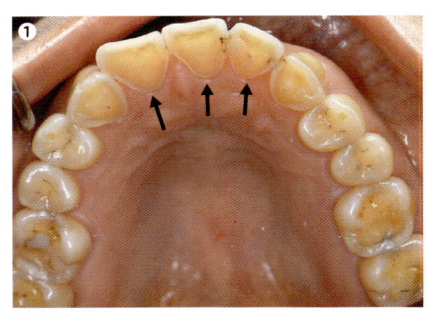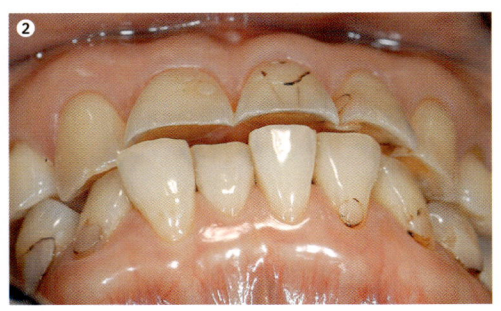

図4 Erosive Tooth Wear

①逆流性食道炎に罹患している40歳女性の上顎咬合面．31|123の口蓋側エナメル質は広範囲に喪失し，象牙質が露出している．歯肉縁に沿ってエナメル質が残っている（矢印）．大臼歯は咬合面のエナメル質が溶解し，象牙質が露出している

②正面観（下方から撮影）．上顎前歯の口蓋側歯質を喪失しているため，咬合させても上顎と下顎は接触せず，隙間がある．前方および側方運動時にも歯の接触はない

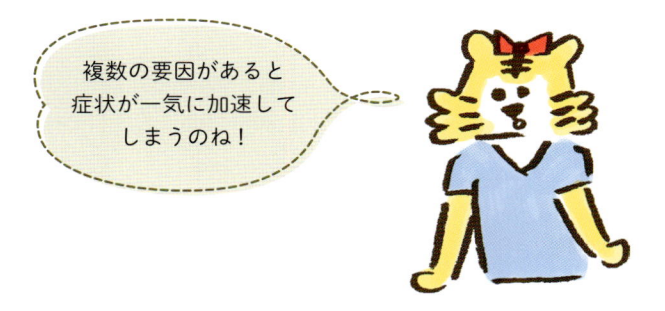

複数の要因があると症状が一気に加速してしまうのね！

いました．

　図3のケースも，炭酸水による酸蝕と，研磨材含有歯磨剤を使用したブラッシングによる摩耗が重なって生じたのかもしれません．

Tooth Wearを見逃さないために

　Tooth Wearには咬耗，摩耗，酸蝕，そしてErosive Tooth Wearがあることを症例とともにみてきました．Tooth Wearを見逃さないために，おのおのの特徴をしっかり把握する必要があります．そのために，初診時から患者さんがどのような日常生活を送っているかしっかり問診し，そのうえで対策を立てていきます．

■ 参考文献
1) 黒江敏史・井上　和．常識が変わる!? 歯頸部のTooth Wear：NCCL【前編】NCCLって何？なぜできる？．歯科衛生士 2019；43（10）：38-47．
2) Martin A・他 編．小林賢一・他 監訳．Tooth Wearと象牙質知覚過敏．医歯薬出版；2003．
3) 片山　直．窩洞．平井義人・他 編．保存修復学 第5版．医歯薬出版；2007：104-8．
4) 小林賢一・他．歯が減る，溶ける―Tooth Wearとは―．歯界展望 2003；101：266-80．

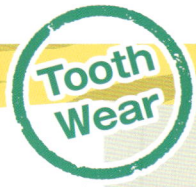
Tooth Wear

非齲蝕性歯頸部歯質欠損（NCCL）を見逃さない

前章ではTooth Wearを見逃さないために，まずはTooth Wearの種類を紹介し，問診の重要性に言及しました．本章ではTooth Wearのうち，歯頸部付近で生じる「非齲蝕性歯頸部歯質欠損；Noncarious Cervical Lesion（以降，NCCL）[1]」を取り上げます．

欠損はどこにあるの？

まず，症例を見てください．**図1**は65歳男性の右側頬側面です．どのような所見がみられるでしょうか？

6〜3｜と ⑥5④｜ブリッジの支台である 4｜と 6｜のマージン下で歯根面が露出し，歯質が欠損しています（**図1**，矢印）．こうした欠損がNCCLとよばれるもので，露出した根面に認められました．

NCCLは，文献的には**図1**のように，唇頬側に多く認められ，犬歯から第一大臼歯で発生することが多いといわれていますが，舌口蓋側や歯肉縁下に及ぶ場合や，隣接面に認められる場合があることも報告されています[2]．

図2は52歳男性の上顎左側口蓋側面です．｜567 の歯肉は退縮し，根面が露出しています．｜6 と ｜7 の露出根面にNCCLが認められます（**図2**，矢印）．

一方，65歳男性の｜3 の唇側面に認められるNCCLは歯肉縁下に及んでいます（**図3**，矢印）．

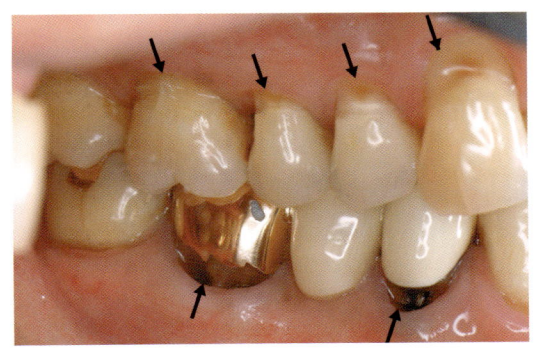

図1　右側頬側面のNCCL
65歳男性．6〜3｜，⑥5④｜ブリッジの支台である 4｜と 6｜のマージン下で歯根面が露出し，歯質が喪失している（矢印）

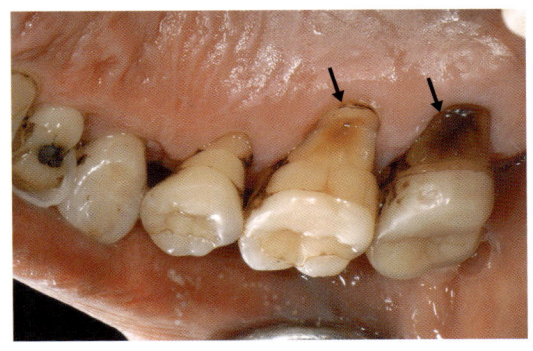

図2　上顎左側口蓋側面のNCCL
52歳男性．｜567 の歯肉は退縮し根面が露出している．｜6 と ｜7 の露出根面にNCCLが認められた（矢印）

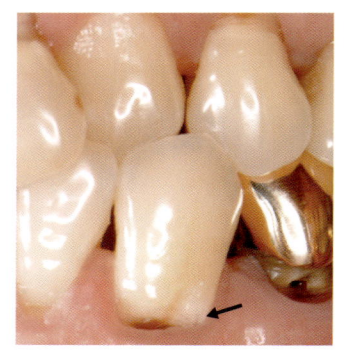

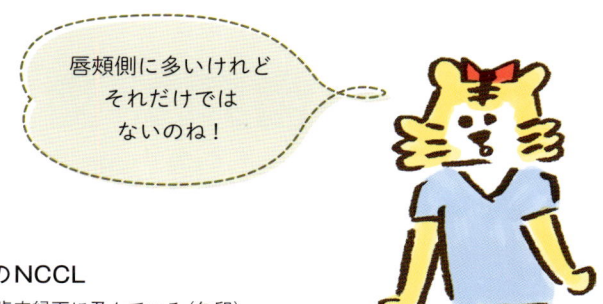

唇頬側に多いけれど
それだけでは
ないのね！

図3 |3 唇側面のNCCL
65歳男性．NCCLが歯肉縁下に及んでいる（矢印）

NCCLの形態的特徴

では，NCCLの欠損形態にはどのような特徴があるのでしょうか？

図4-①を見てください．66歳女性の|4〜7の頬側歯肉に退縮が認められ，歯根象牙質が露出しています．4歯の頬側歯冠には豊隆が認められ，|45頬側の歯頸部歯質が欠損しているのがわかります（図4-①，矢印）．欠損は象牙質に認められ，エナメル質を含んでいません．歯冠側壁と歯肉側壁のなす角度が90°よりも小さく，最深部に明確な角があるので，「くさび状NCCL」とみなすことができます[1]（図4-②）．

次に，図5-①に68歳女性の上顎左側臼歯部頬側面を示します．|456の歯根面が露出していますが，3歯とも頬側歯冠エナメル質の豊隆は残っています．|45頬側の歯頸部象牙質にNCCLが認められます（図5-①，矢印）．歯冠側壁と歯肉側壁のなす角度が90°よりも大きく，最深部に明確な角がないので，「皿状NCCL」とみなすことができます[1]（図5-②）．なお，くさび状欠損と皿状欠損の特徴を併せもつ混合型も存在するといわれています[1]．

まとめると，典型的なNCCLの臨床像は，次のような特徴があります[2]．

> ①歯冠側マージンは歯冠中央でセメント−エナメル境（CEJ）に位置することが多く，欠損の主体は象牙質である
> ②歯肉側マージンは象牙質上に位置し，歯肉縁と一致することが多い
> ③最深部には明確な角度がある場合（くさび状）と，丸みを帯びている場合（皿状）がある
> ④隣接面におけるマージンは象牙質上に位置する
> ⑤歯冠唇頬側のエナメル質喪失は顕著でなく，歯冠豊隆が認められる

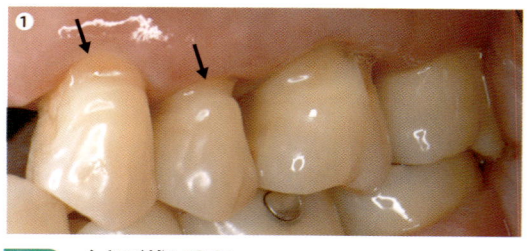

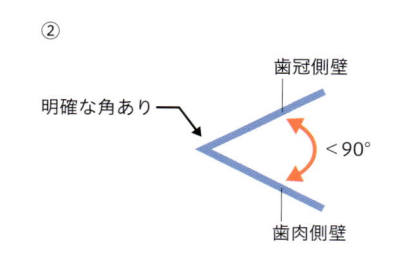

②
明確な角あり → 　　　　　歯冠側壁
< 90°
歯肉側壁

図4 くさび状NCCL
①66歳女性の|4〜7．頬側歯肉が退縮し歯根象牙質が露出しているが，頬側歯冠には豊隆が認められる．|45の頬側の歯頸部歯質がくさび状に欠損している（矢印）．欠損は象牙質に認められエナメル質を含まない
②くさび状NCCLの形態的特徴　　　　　　　（②は文献3）を参考に文献1）にて作成したものを許諾を得て転載）

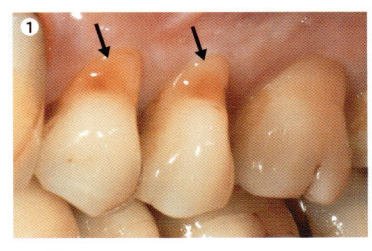
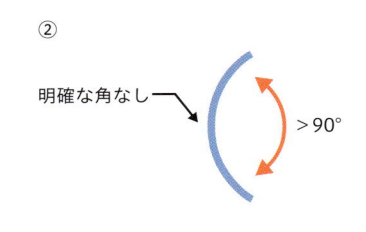

図5　皿状 NCCL

①68歳女性の上顎左側臼歯部頬側面．⌊456 の歯根面が露出しているが，頬側歯冠エナメル質の豊隆は残っている．⌊45 頬側の歯頸部象牙質に皿状の NCCL が認められる（矢印）
②皿状 NCCL の形態的特徴（②は文献3）を参考に文献1）にて作成したものを許諾を得て転載）

NCCLの原因

　NCCL の原因として，アブフラクション，摩耗，酸蝕があげられています[1]．摩耗，酸蝕については前章で説明しましたので参考にしてください．

　アブフラクションとは，咬合力が歯頸部に伝わり，力がかかる地点から離れたところに起きる歯質の喪失とされています．

　「歯頸部のくさび状の欠損は咬合と関係しているアブフラクションによるもの」，「歯頸部の皿状の欠損はブラッシングによる摩耗によるもの」と欠損の形態で原因が違うと聞いたことがあるかもしれませんが，現在では，NCCL はどれか1つだけの原因によってできるのではなく，複数の原因による多因子性疾患と考えられるようになってきました[2]．

　なお，アブフラクションは仮説であり，いまだに科学的に実証されていないと指摘されています[1]．アブフラクションの詳細および考え方の変遷については，黒江論文[2]に目を通すことをお勧めします．アブフラクションが仮説であるとするならば，NCCL に対する原因として摩耗と酸蝕がどのような影響を及ぼすのか見直す必要があります．

摩耗の影響

　摩耗は，異物との機械的接触で生じる歯質の喪失です．摩耗に関する研究から次のような結果が導き出され，摩耗が NCCL のおもな原因であるという根拠が数多く示されています[1]．

①研磨材含有歯磨剤を併用した摩耗のみが実験的にくさび状，皿状などの NCCL の形態を再現できる
②歯ブラシだけでは象牙質・エナメル質ともに減らない
③研磨材含有歯磨剤を併用すると，エナメル質は摩耗しないが象牙質は摩耗する
④酸で脱灰された歯面を，研磨材含有歯磨剤を併用してブラッシングすると，エナメル質と象牙質の両方の摩耗量が増大する

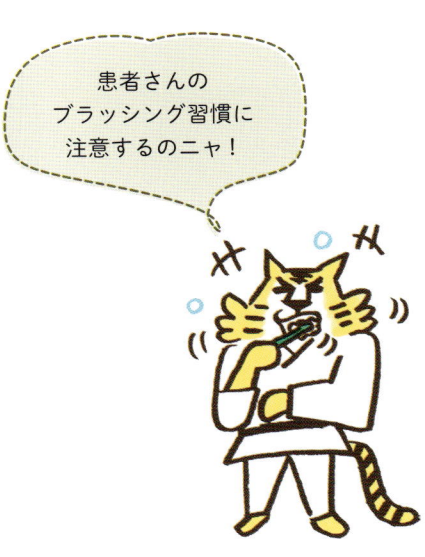

患者さんのブラッシング習慣に注意するのニャ！

酸蝕の影響

　Tooth Wear のなかで，特に酸蝕に摩耗や咬耗が重なることで起こるErosive Tooth Wear の特徴は，摩耗単独では減らないエナメル質を広い範囲で喪失させることです．また，歯肉縁に沿ってエナメル質が1層残ることも特徴です．これは，歯肉溝滲出液で酸が中和されること，歯肉縁付近ではプラークが残りやすく，酸が歯面に直接触れにくいことが原因と考えられています．これらの酸蝕の特徴は，歯頸部に限局して象牙質が喪失するNCCLとは対照的です[1]．

　したがって，歯根象牙質に限局した欠損というNCCLの形態になるには，酸蝕の影響が強くないことが前提条件となります．前述のように，臨床では，くさび状や皿状，あるいはその中間的な形態など，さまざまな形態のNCCLが観察されます．研磨材含有歯磨剤による摩耗は，これらの多様な形態を形成する主要な要因と考えられています[2]．

歯肉退縮とNCCL

　臨床的に摩耗によるNCCLが生じるためには，歯肉退縮が起きて，歯根象牙質が露出していなければなりません．図6は歯周治療後にNCCLが生じた症例です．初診時，45歳女性の 5| 頬側歯頸部に若干の歯肉退縮が認められましたが，NCCLは生じていません（図6-①）．1年後のメインテナンス来院時（46歳），5| 頬側歯頸部の歯肉退縮が進行し，露出した歯根面にくさび状のNCCLが認められました（図6-②）．歯肉にはブラッシングによる外傷がみられます．そのため，ブラッシング圧を弱くし，小さなストロークでゆっくり磨いてもらうように指導しました．歯磨剤も研磨材が入っていないものを使用していただくようにしました．

　それから4カ月後，歯肉退縮は進行しておらず，歯肉の傷も治っていました（図6-③）．くさび状のNCCLも深化していません．

　根面が露出しなければNCCLは生じないので，歯肉退縮を起こさないような歯磨剤の選択やブラッシング方法がとても重要になります．また，NCCLが存在していても深化させないためには同じことがいえます．

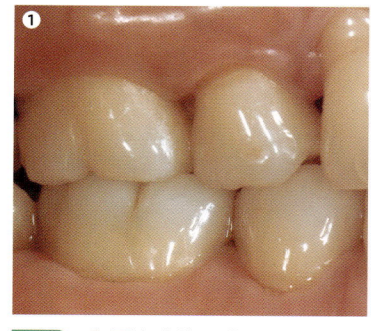 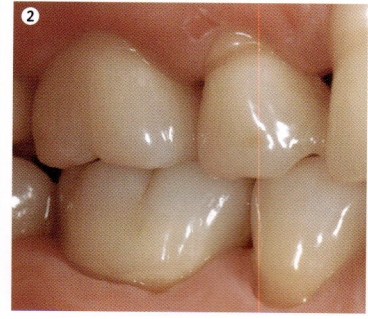 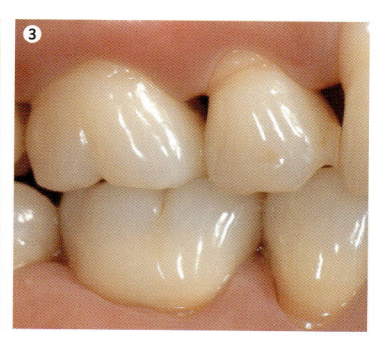

図6　歯周治療後に生じたNCCL

①初診時，45歳女性の 5| 頬側歯頸部に若干歯肉退縮が認められたが，NCCLは生じていない
②1年後のメインテナンス来院時（46歳），5| 頬側歯頸部の歯肉退縮は進行し，露出した歯根面にくさび状のNCCLが認められた．歯肉にはブラッシングによる外傷がみられる
③②より4カ月後，歯肉退縮は進行しておらず，歯肉の傷も治っていた．くさび状のNCCLも深化していない

NCCLの予防

　アブフラクションは仮説であり，実証された病因として扱うべきでないこと，NCCLは摩耗が主原因の，歯頸部に限局したTooth Wearとして捉えるべきであることがおわかりいただけたかと思います[1].

　象牙質の欠損が主体であるNCCLが発生するには，歯肉が退縮している必要があります．したがって，摩耗単独ではエナメル質の喪失は起こらないので，歯肉退縮を起こさないことがNCCLの予防につながります．

　歯肉退縮は，裏打ちされている歯槽骨が存在しないことにより起こります．歯槽骨の喪失には2つのケースがあります．1つは歯周炎による骨吸収，もう1つは歯周炎とは関係のない解剖学的要因（歯槽骨が薄い，もともと裂開があるなど）です．原因が後者の解剖学的要因であるならば，歯肉退縮を起こさないようなブラッシング方法を指導することが大切です．そのためには，歯槽骨の状態を見きわめる必要があります[4].

　NCCLを見逃さず適切に対応するためには，知識を絶えず更新し，患者さんに歯磨剤やブラッシング，そして食事を含む生活習慣について適切なアドバイスができるようになることが求められます．症例を振り返ってNCCLに気づくこともあるので，丁寧に口腔内を観察し，資料を振り返る習慣をつけましょう．

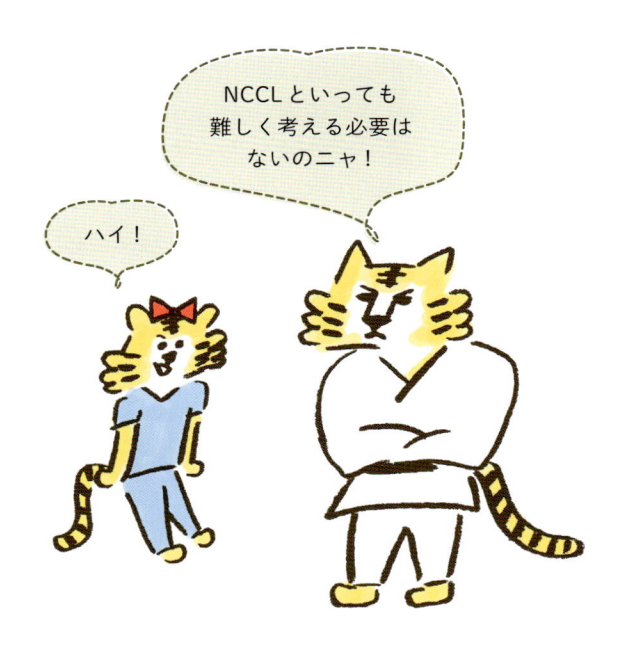

NCCLといっても難しく考える必要はないのニャ！

ハイ！

■ 参考文献
1) 黒江敏史・井上　和. 常識が変わる!? 歯頸部のTooth Wear：NCCL【前編】NCCLって何？なぜできる？. 歯科衛生士 2019；43（10）：38-47.
2) 黒江敏史. 歯頸部における非う蝕性の歯質欠損（Noncarious cervical lesion：NCCL）を再考する. 日歯医師会誌 2020；73：385-94.
3) Soares PV, Grippo JO. Noncarious Cervical Lesions and Cervical Dentin Hypersensitivity. Quintessence Pub；2017. P.155.
4) 黒江敏史・井上　和. 常識が変わる!? 歯頸部のTooth Wear：NCCL【後編】NCCLにどう対応する？. 歯科衛生士 2019；43（12）：50-64.

歯根破折を見逃さない

　本章では歯根破折について見ていきます．歯根破折は垂直性歯根破折ともよばれています．

　歯根破折が生じると，抜歯になる可能性が高くなります．また，破折は隣在歯に影響を及ぼすこともあります．破折を見逃さないためには検査がとても重要です．

歯肉が腫れてきた

　図1-①は歯肉の腫れを主訴に来院した82歳男性の ⑤| 頬側面です．どのような所見がみられますか？

　⑤| にはクラウンが装着され，遠心歯頸部に瘻孔（ろうこう）があります．瘻孔のそばの露出している頬側歯根面の遠心隅角近くに破折線が認められます．プロービングをしてみると，プローブは破折線に沿って垂直方向に5mm入ります（図1-②）．ほかの部位のPPDは3mm以下です．図1-③のX線写真を確認すると，⑤| には根管治療が行われており，ポストが入っています．また，歯根膜腔の拡大と歯根周囲に暈状（かさ）の透過像が認められます．ちなみに，暈とは太陽や月の周囲に見える淡い光の輪のことです．

　以上の所見から，歯根破折が疑われます．

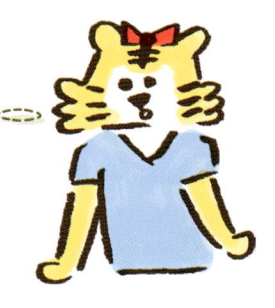

破折があると
歯肉が腫れて
しまうのね！

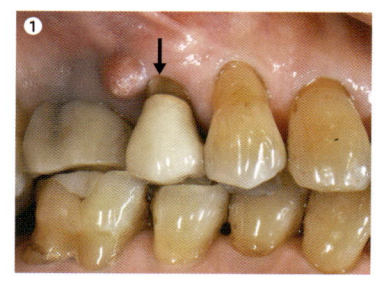
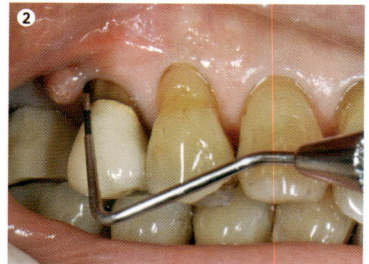
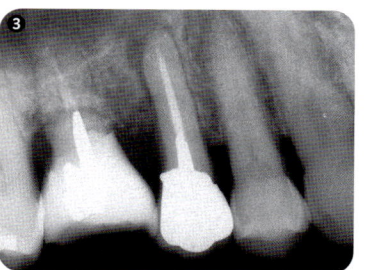

図1　歯根破折が疑われる ⑤|

①82歳男性．クラウンが装着され，遠心歯頸部に瘻孔がある．瘻孔のそばの露出している頬側歯根面の遠心隅角近くで破折線が認められる（矢印）
②プロービングを行うと，プローブは破折線に沿って垂直方向に5mm入る
③X線写真．根管治療が行われており，ポストが入っている．歯根膜腔の拡大と暈状の透過像が歯根周囲に認められる

歯根破折の分類

　歯根破折の分類法はさまざまありますが，飯島は破折の発生部位と破折線の走行に応じて，歯根破折を**図2**の3つに分類しています[1]．なお，飯島の分類では，歯冠部のみに限局した破折も，歯根破折の一部としています．

　「Ⅰ型 歯冠性破折」は無髄歯でも有髄歯でも起こるもので，次章でくわしく解説します．本章では，「Ⅱ型 根管性破折」と「Ⅲ型 根尖性破折」についてみていきます．

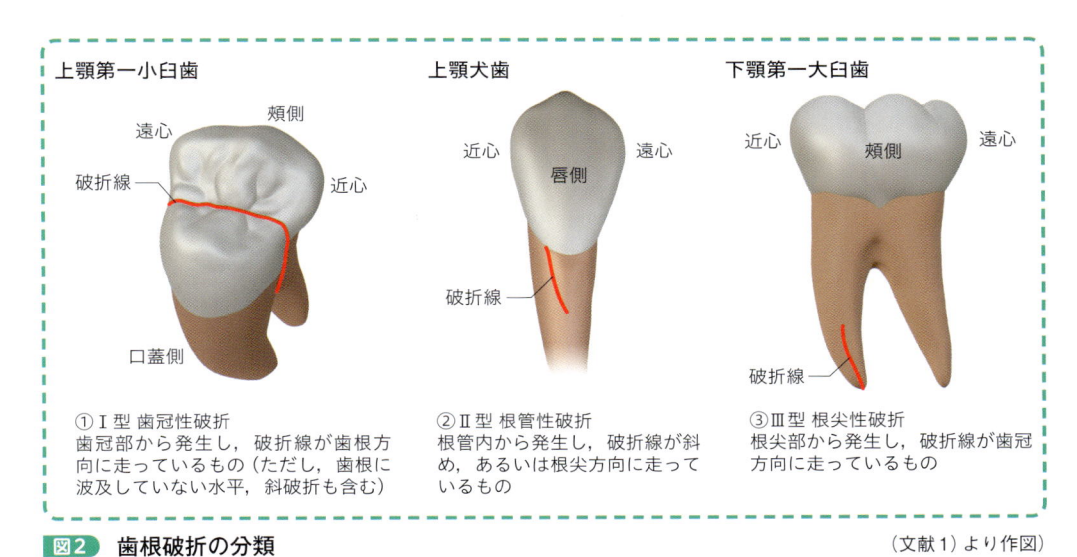

上顎第一小臼歯　　　　　　　　　　上顎犬歯　　　　　　　　　　下顎第一大臼歯

①Ⅰ型 歯冠性破折
歯冠部から発生し，破折線が歯根方向に走っているもの（ただし，歯根に波及していない水平，斜破折も含む）

②Ⅱ型 根管性破折
根管内から発生し，破折線が斜め，あるいは根尖方向に走っているもの

③Ⅲ型 根尖性破折
根尖部から発生し，破折線が歯冠方向に走っているもの

図2　歯根破折の分類　　　　　　　　　　　　　　　　　　　　　　　（文献1）より作図）

歯根破折に特有の所見[2]

　「Ⅱ型 根管性破折」，「Ⅲ型 根尖性破折」は無髄歯で生じますが，これらの破折は歯肉や歯槽骨に覆われている歯根で起こるので，発見が難しく診断がつかないこともあります．病変を見逃さないために，歯根破折の所見を理解することが大切です．

1) 歯肉辺縁に近い瘻孔

　根尖性歯周炎の場合は，根尖部の歯肉に瘻孔が生じることが多く，垂直性歯根破折では歯肉辺縁近くに位置します．瘻孔が複数生じている場合も，歯根破折の可能性が高いと考えられます．

2) 歯肉の色調の変化[3]

　歯根相当部全体の歯肉が暗赤色を呈していたり，腫脹していることが多いです．

3) 1〜2カ所の限局した深い歯周ポケット

　垂直性歯根破折が進行し，破折線が歯周ポケット内まで到達すると，口腔内の細菌が破折線に沿って侵入するので，破折線の位置に一致して深い歯周ポケットが1〜2カ所形成されるようになります．

　しかし，初期の根管性破折の場合，1カ所のみのプロービングで根尖までは達しないことが多いと指摘されています[3]．

4) 歯根を取り囲むようなX線透過像

　根尖孔という1つの点から起炎物質が拡散する根尖性歯周炎では，根尖孔を中心とした同心円状のX線透過像が生じます．一方，垂直性歯根破折では破折線という線から拡散するため，横方向，すなわち歯根を取り囲むような，いわゆる暈状のX線透過像が生じます．

図1の症例は，根尖周囲に暈状のX線透過像が観察され，歯肉縁のそばに瘻孔がみられ，プローブが破折線に沿って入りましたが，PPDが5mmと根尖まで達していないことから，初期の根管性破折だと思われます．

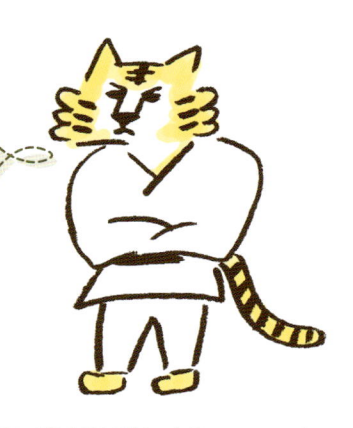

歯根破折を見逃さないためにはこれらの所見を覚えておくことが大切ニャ！

II型　根管性破折

　次は69歳女性の症例です（図3）．1カ月前，梅干しの種を 3| で噛んでしまったところ，ボキッと音がして強い痛みがあったが，しばらくして治まったとのことでした．しかし，徐々に歯が唇側に移動しはじめ，唇側歯肉を触ると，腫れと痛みがあり来院されました．図3-①は上顎前歯の咬合面観ですが，3| は補綴装置が唇側に転位し，口蓋側のマージン部の歯質が見えています．プロービングを行うと，近心唇側に8mm，近心口蓋側に6mmのPPDが認められました．3| のX線写真から，クラウンのマージン部とポストの間にわずかな透過像が認められます（図3-②，矢印）．3| を抜歯したところ，ポストの先端で歯根が破折していました．破折線は歯冠方向からポスト先端に向かい，隣接部位から唇側に斜めに走っていました（図3-③）．

　この症例は硬いものを噛んだことによる「II型　根管性破折」ですが，根管治療が行われポストが装着されている場合，ポスト先端に応力が集中し，そこから斜めに破折することも多いという報告があります[2]．抜去した 3| も同様の所見を示していました．

　また，X線所見として，今回の症例のようにポストのゆるみによってポスト先端や周囲に生じた小さな空隙により，破折が疑われることもあるといわれています[3]．

III型　根尖性破折

　最後の症例です．73歳男性の 7| です．図4-①は下顎左側臼歯部の頬側面です．7| の頬側歯肉はすこし腫脹しています．プローブで測定すると，近心頬側のPPDは7mm，近心舌側のPPDは8mmでした（図4-②）．歯根破折が疑われます．

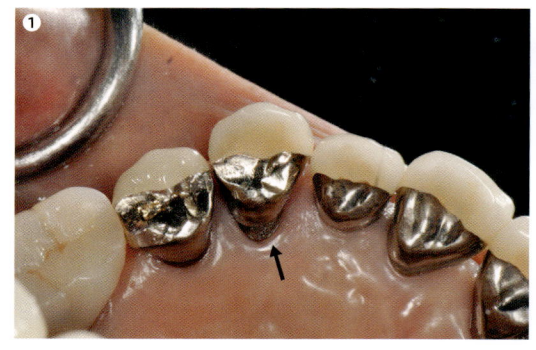
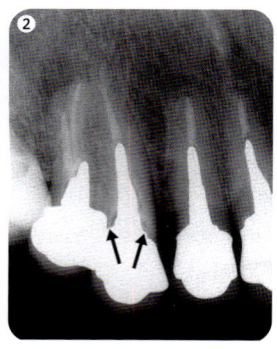
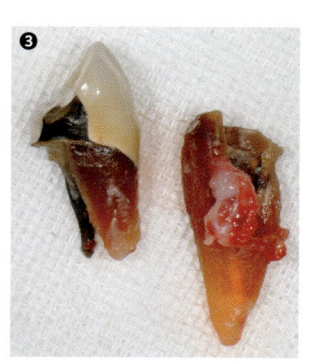

図3　根管性破折
①69歳女性の上顎前歯咬合面観．3| は補綴装置が唇側に転位し，口蓋側のマージン部の歯質が見えている（矢印）
②3| のX線写真．クラウンのマージン部とポストの間にわずかな透過像が認められる（矢印）
③3| 抜去歯．ポストの先端で歯根が破折していた．破折線は歯冠方向からポスト先端に向かい，隣接部位から唇側に斜めに走っていた

　前述のとおり，歯根破折の場合，多くはプロービングにより頬舌側あるいは近遠心の2カ所で，根尖に達するような深い歯周ポケットが認められます[3]．

　X線写真から，近心根が頬舌方向に破折し，近遠心的に分離しています（図4-③）．X線写真で，破折線の出現や，歯根が2つに分かれているような離開像が認められる場合は，根尖性破折と比較的容易に診断できます[3]．

　図4-④は抜去した近心根です．根尖から歯冠にかけて，垂直的に完全に2つに破折しています．診断したとおり「Ⅲ型　根尖性破折」でした．

　今回の根尖性破折は近心根が頬舌方向に破折していましたが，なぜ頬舌方向に破折したのでしょうか？

　飯島は，「根尖性破折は，歯冠性破折や根管性破折のように，咬合力が直接作用するのではなく，歯根膜を介して間接的に作用している．下顎大臼歯の歯根のような扁平な歯根では，近遠心のほうが頬舌側よりも根面の歯根膜量が多いので，引っ張り応力に垂直な破折，すなわち頬舌側方向に走る破折となると考えられる」と述べています[4]．

歯根破折の原因[3,4]

　歯根破折の原因には大別して，加圧要素と受圧要素があります．加圧要素は咬合による原因であり，受圧要素は歯による破折原因です．この2つの要因が重なると破折が生じる可能性はいっそう高くなります．

　加圧要素には，ブラキシズム，噛み癖，強い咬合力，硬い食品嗜好などが考えられます．加圧要素が直接歯根破折の引き金になる場合もありますが，多くの場合は加圧

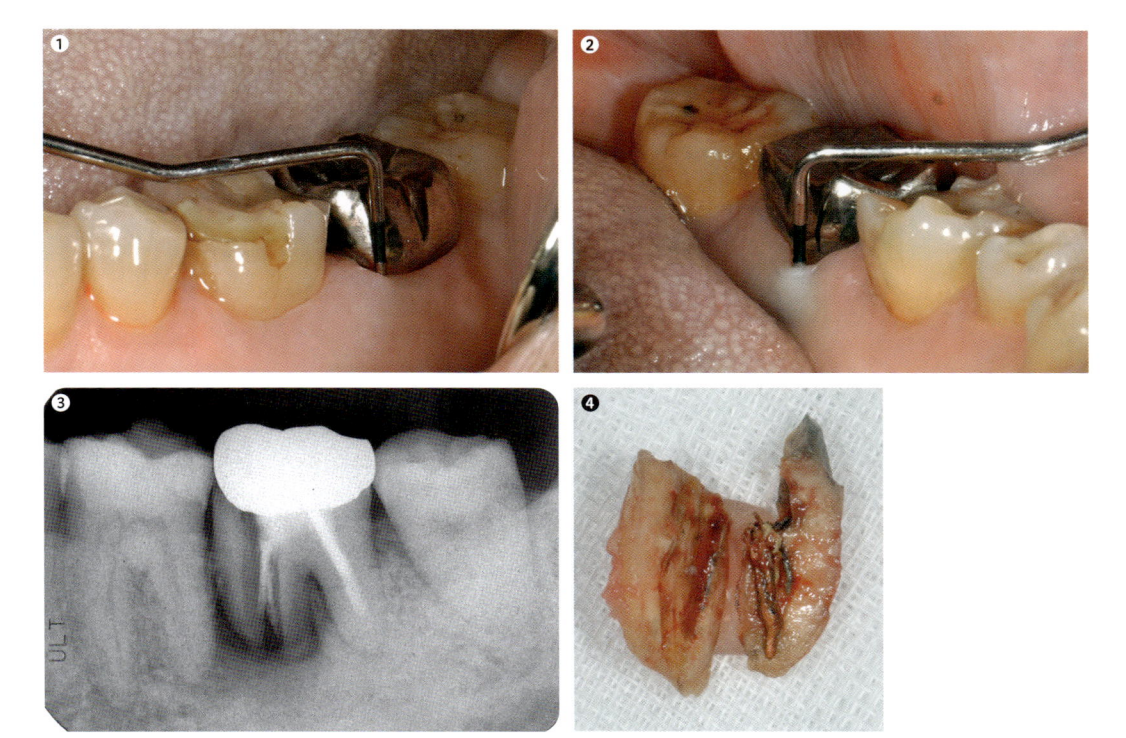

図4　根尖性破折

①73歳男性．⑦頬側面．歯肉がすこし腫脹している．近心頬側のPPDは7mmであった
②近心舌側のPPDは8mmであったことから，歯根破折が疑われる
③⑦のX線写真．近心根が頬舌方向に破折し，近遠心的に分離している
④抜去した近心根．根尖から歯冠にかけて，垂直的に完全に2つに破折している

要素が働いているところに，破折原因を抱えている歯がたまたま存在して，破折に至ることが多いと考えられます．

　歯根破折と関係する受圧要素としては，歯内療法および再治療，ポストの使用や脱落ポストの再利用，テンポラリークラウンを使用しないこと，クラウンやブリッジ装着後の抜髄，歯根分割などが考えられます．

　歯根分割については，大臼歯は歯根分割後10年を経過するとトラブルが増えます．そのトラブルの半数近くが歯根破折であり，歯種としては下顎大臼歯が圧倒的に多く，この原因として下顎の根のほうが狭小であることをLangerらは報告しています[5]．さらに，下顎のほうが咬合力が加わりやすいことも原因として考えられています[3]．図4の症例も近心根を抜去したので，経過を追っていく予定です．

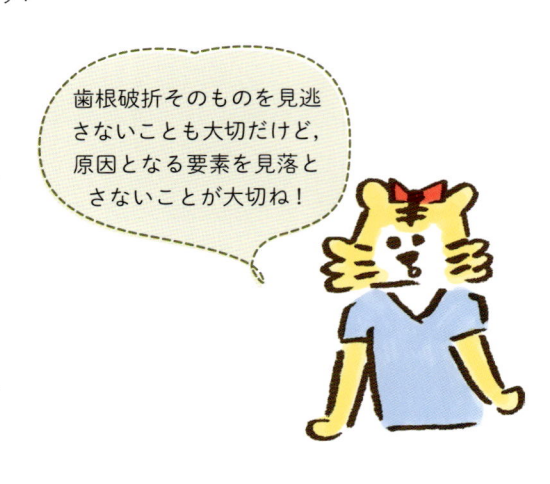

歯根破折そのものを見逃さないことも大切だけど，原因となる要素を見落とさないことが大切ね！

歯根破折を見逃さないために

　無髄歯の場合，クラウンが装着されていることが多いので，視診で歯の状態を直接観察することができず，歯根破折の診断が難しいことも多いです．そのため，破折特有の所見を念頭に置いて，歯肉の視診と触診，プロービング，およびX線写真などの検査を進めていけば，歯根破折を検出できる可能性が高まると思われます．診断がつかず実体顕微鏡の使用やコーンビームCT（CBCT）撮影が必要になる場合もあるかもしれませんが，そのときは歯科医師の指示に従ってください．

　歯根破折を見逃さないためには問診がとても大切です．すでに抜歯による欠損がある場合，抜歯理由を尋ねます．歯根破折により抜歯されている場合は，ほかの歯も破折の可能性があるからです．

　歯根破折を疑いつつ，問診そして検査を積み重ねていけば，見逃しが少なくなると思いますので，ぜひ実践してみてください．

■ 参考文献
1）飯島国好．歯根破折の臨床的観察．日本歯科評論 1989；562：65-82.
2）和達礼子．垂直性歯根破折の診断．日歯医師会誌 2019；72：399-407.
3）飯島国好．歯根破折―臨床的対応―．医歯薬出版；1994.
4）飯島国好．根の破折．日歯医師会誌 1992；45：196-203.
5）Langer B et al. An evaluation of root resections. A ten-year study. J Periodontol 1981; 52: 719-22.

11章

歯冠破折を見逃さない

前章では，「歯根破折を見逃さない」と題し，無髄歯で認められる根管性破折と根尖性破折について言及しました．そのとき紹介した飯島の歯根破折の分類[1]には，「Ⅱ型 根管性破折」と「Ⅲ型 根尖性破折」のほかに，「Ⅰ型 歯冠性破折」があります．「Ⅰ型 歯冠性破折」は，無髄歯だけでなく有髄歯にも起こります．

本章では，歯冠破折を見逃さないために必要なことについてお伝えします．

突然歯が割れた

まず図1の症例を見てください．46歳女性の 4| 咬合面です（図1-①）．前日の夜，食事中に突然歯が割れてしまい，それから痛くて食事ができなくなったそうです．どのような所見がみられるでしょうか？

4| は咬合面の裂溝に沿って，近遠心方向に歯冠が破折しているのがはっきりと見えます．口蓋側の破折片は動揺しています．6| 近心の辺縁隆線の中央で，歯質が一部欠損しています．4| のX線写真では，近心の歯根側方向から遠心の歯冠側方向にかけて，斜めに走る破折線が認められました（図1-②，矢印）．歯髄処置は行われておらず生活歯でした．抜歯したところ，4| は2根性ではなく単根歯でした（図1-③）．破折線は歯冠側から根尖方向にかけて歯根中央まで，頬側から口蓋側に向かって斜めに走っていました．

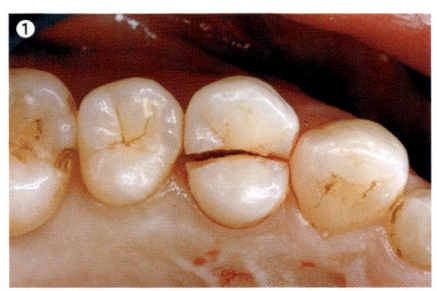
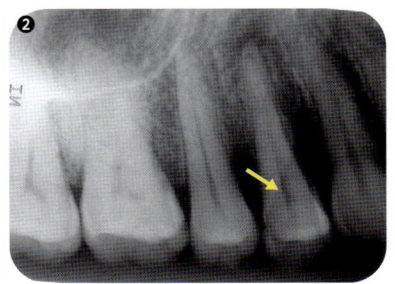
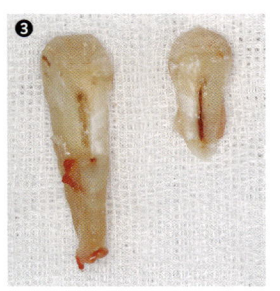

図1　4| の歯冠破折

①46歳女性の上顎右側咬合面観．裂溝に沿って歯冠が近遠心方向に破折し，口蓋側の破折片は動揺している．6| 近心の辺縁隆線の中央で，歯質の一部が欠損している

②X線写真では，近心の歯根側方向から遠心の歯冠側方向にかけて，斜めに走る破折線が認められた（矢印）．歯髄処置は行われておらず生活歯であった

③抜去歯．2根性ではなく単根歯であった．破折線は歯冠側から根尖方向にかけて歯根中央まで，頬側から口蓋側に向かって斜めに走っていた

I型 歯冠性破折とは[1]

歯冠性破折は歯冠部から発生し，破折線が歯根方向に走っているものをいいます．ただし，歯根に波及していない水平，斜めの破折も含みます．失活歯はもちろん，**図1**の症例のように根管治療を行っていない生活歯にも認められます．歯冠を直接見ることができるので，I型 歯冠性破折は問診と視診で診断がつく場合がほとんどです．

歯冠性破折の特徴は，おもに咬合面においては近遠心的な方向の破折線で，隣接面においては歯根方向に垂直的な破折線となることです．

大臼歯の近遠心的歯冠破折

次は79歳男性の症例です（**図2**）．最近，右の奥歯で噛むと痛みがあるとのことで来院されました．7 の咬合面において，近心中央から口蓋側に近い遠心辺縁隆線に至る近遠心的歯冠破折が認められました．咬合面中央から遠心にかけてレジン充塡が行われていますが，それもいっしょに破折しています（**図2-①**）．X線写真を確認しましたが，根管治療は行われていません（**図2-②**）．7 の咬合面の中央から遠心にかけてレジン充塡が楕円形の不透過像としてみられます．しかし，歯冠部に破折線と思われる透過像は認められません．

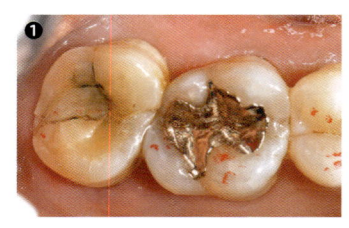 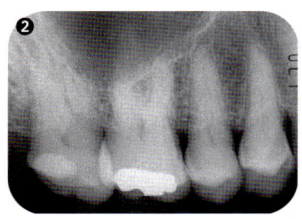

図2 7 の近遠心的歯冠破折

① 79歳男性の咬合面．近心中央から口蓋側に近い遠心辺縁隆線に至る近遠心的歯冠破折が認められる．レジン充塡が咬合面中央から遠心にかけて行われているが，それも破折している
② 根管治療は行われていないが，咬合面の中央から遠心にかけて，レジン充塡が楕円形の不透過像としてみられる．歯冠部に破折線と思われる透過像は認められなかった

大臼歯の頰舌的歯冠破折

次の症例は，70歳男性の 7 です（**図3**）．咬合面近心にレジン充塡が行われていますが，咬合面は咬耗により象牙質が露出し斜走隆線などが認められず，形態的特徴は明瞭ではありません．破折線の走行が目視ではわかりづらかったので，メチレンブルー水溶液で染色しました（**図3-①**）．破折線は青く染まり，近心隣接面から窩洞の頰側を通り，遠心舌側小窩近くまで近遠心的に走行しますが，そこから遠心方向には進まず，舌側方向に向かい舌面溝に至っています．破折線は口蓋側中央で垂直的に根尖方向に進行しており，その部分の歯肉が限局的に発赤・腫脹しています．口蓋側中央に8mmのPPDが認められ，X線写真では 7 の近心隣接面から咬合面にかけて，歯冠部に円錐形の不透過像としてレジン充塡が認められます（**図3-②**）．垂直に走る破折線が，歯冠の近心隣接面から約2/3のところで始まり，歯冠から歯髄を通り口蓋根中央にかけて明確にみられます．歯髄処置は行われていませんが，口蓋根根尖に根尖性歯周炎が疑われる円形のX線透過像が生じています．この後，口蓋根を抜去し頰側根を保存しました．

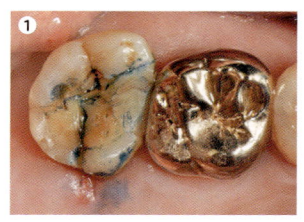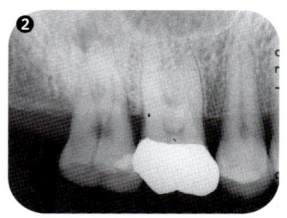

図3　7|の頬舌的歯冠破折

①70歳男性．咬合面近心にレジン充塡が行われているが，咬合面は咬耗により象牙質が露出し，斜走隆線などが認められない．形態的特徴は明瞭ではなかったため，メチレンブルー水溶液で染色．破折線は口蓋側中央で垂直的に根尖方向に進行していた．その部分の歯肉が限局的に発赤・腫脹しており，8mmのPPDが認められた

②X線写真では，垂直に走る破折線が，歯冠から歯髄を通り口蓋根中央にかけてみられる．口蓋根根尖に透過像がみられる

X線写真で見えるもの

　頬舌的破折の場合，破折線はX線フィルム（センサー）の平面に垂直で，中心ビームに平行になるので，透過像として認められやすくなります．一方，近遠心的破折の場合，破折線はX線フィルム（センサー）の平面に平行で，中心ビームに垂直になるため，透過像は見えない可能性が高くなります．したがって，歯冠破折の検査は視診やプロービングなどを先に行うようにします．

歯冠破折と関係する歯根破折の原因[2,3]

　歯冠破折を含む歯根破折の原因には加圧要素と受圧要素があり，歯冠破折と関係する受圧要素には，次の要素があげられます．

1）鋭い咬頭と深い裂溝

　対合歯の咬頭が，深い裂溝に繰り返し咬み込むことで，裂溝に破折が発生します．有髄歯でも同様で，図1の症例がこれに該当すると思われます．

2）辺縁隆線や斜走隆線の咬耗

　臼歯の辺縁隆線や上顎大臼歯の斜走隆線は，咬合面の破折を保護する役割を担っているので，これらの隆線が咬耗すると破折が発生します．最後臼歯などの辺縁隆線が咬耗している場合にも，同様に破折が起きやすくなります．これは，後方歯ほど咬合力が大きいという加圧要素との関連性も指摘されています．図3の症例は，斜走隆線の咬耗により頬舌的に破折したと考えられます．

3）薄い辺縁隆線

　過度に広く，深く窩洞形成された場合，薄くなった辺縁隆線は破折に対する抵抗力が弱くなります．図2は，咬耗に加えて窩洞の形成形態により近遠心的に破折したと推測しています．

4）象牙質の支持のない咬頭

　齲蝕や歯科治療などで象牙質の支持が少なくなった咬頭は，修復物によって被覆されていない場合には，破折しやすくなります．

破折線がみつからない

　図4は46歳男性の6|です．以前から冷たいもので強くしみていたが，最近は熱いものでもしみるようになってきたとのことで来院されました．問診をしたところ，破折により数年前に7|を抜歯し，その後インプラントを埋入していることがわかりました．破折により抜歯したことがある方は，ほかの歯も破折する可能性があるので，この歯も破折の可能性を疑い検査を進めることにしました．

　咬合面から頬舌側面と近心隣接面に及ぶ範囲でレジン充塡が行われており（図4-

①），破折線があるのかどうか不明でしたが，レジン充填がなされた咬合面近心に亀裂が入っていました．PPDは3mm以下と問題ありません．X線写真でも破折線と思われる透過像は認められません（**図4-②**）．咬合面近心から舌面溝にかけて窩洞が形成されているので，咬合面と近心隣接面と舌面溝のレジンを除去しました．除去すると，近心隣接面から遠心方向および歯頸側に波及した破折線がみられました（**図4-③**）．この後，全周を覆うようにクラウンを装着し，その後は問題なく経過しています．

　本症例のように，破折の確定診断が下せないときは，充填物や修復物を除去することで，破折線が発見でき診断がつく場合があります[2]．

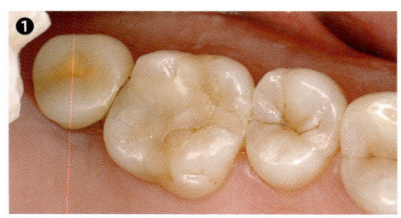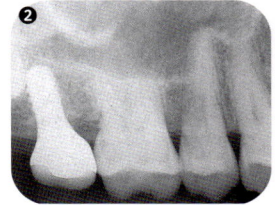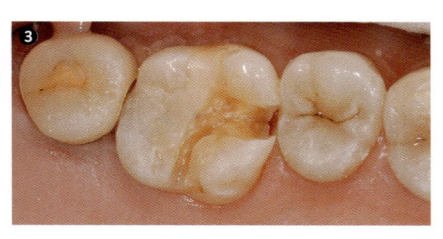

図4　破折線の探索
①46歳男性の 6| 咬合面．咬合面から頰舌側面と近心隣接面に及ぶ範囲でレジン充填が行われており，破折線があるのかどうかわからない．レジン充填の咬合面近心に亀裂が入っていた
②X線写真でも破折線と思われる透過像は認められない
③歯科医師が咬合面と近心隣接面と舌面溝のレジンを除去したところ，近心から遠心方向および歯頸側に波及した破折線がみられた

歯冠破折を見逃さないために

　今回の歯冠破折はいずれも，破折が発生しやすい咬合面形態か，治療や齲蝕などによって象牙質が損なわれて生じたと考えられます．このような歯冠破折を見逃さないために，今回紹介した破折原因を念頭に置いて，検査することが大切です．特に問診が重要で，食事中に突然痛くなったなどの訴えは参考になります．そのうえで視診を行えば，歯冠破折は目視しやすいので見逃さずにすむでしょう．

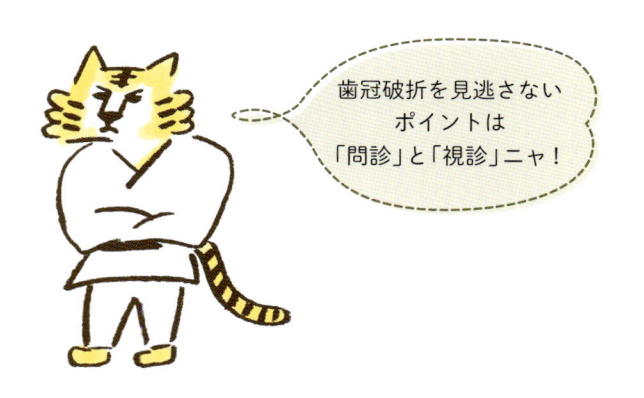

歯冠破折を見逃さない
ポイントは
「問診」と「視診」ニャ！

■ 参考文献
1）飯島国好．歯根破折の臨床的観察．日本歯科評論 1989；562：65-82．
2）飯島国好．根の破折．日歯医師会誌 1992；45：196-203．
3）飯島国好．歯根破折─臨床的対応─．医歯薬出版；1994．

12章

補綴装置の咬合面の変化を
見逃がさない

補綴装置には固定性と可撤性がありますが，本章と次章では2章にわたり，"固定性補綴装置の変化やトラブルを見逃さない"をテーマに皆さんといっしょに考えていきたいと思います．

本章では，補綴装置の咬合面形態の変化に注目します．咬合面形態は咬合時や咀嚼時，またはブラキシズムなどの異常習癖時の加圧要素により変化しますので，トラブルを避けるために，その変化を見逃さないことが重要です．

咬合面がすり減っている

まず図1の症例を見てください．久しぶりに来院した57歳男性の下顎咬合面観です（図1-①）．どのような所見がみられますか？

「5⑥7 と 7⑥54」にブリッジが装着されています．下顎左側ブリッジの咬合面は解剖学的形態を保っていますが，7と⑥の咬合面は咬耗しています．特に7咬合面は光沢もなく，咬頭は咬耗し，小窩裂溝の形態は不明瞭です．⑥の頬側遠心咬頭には，咬耗により歯の表面が滑沢になったシャイニングスポット（図1-①，矢印）が認められます．ほかの歯に咬耗はみられません．なぜ⑥と7だけが咬耗するような左右差があるのでしょうか．

補綴装置を装着した20年前当時の下顎咬合面を見てみましょう（図1-②）．両側のブリッジの咬合面は同じような形態をしています．咬耗は認められません．図1-③

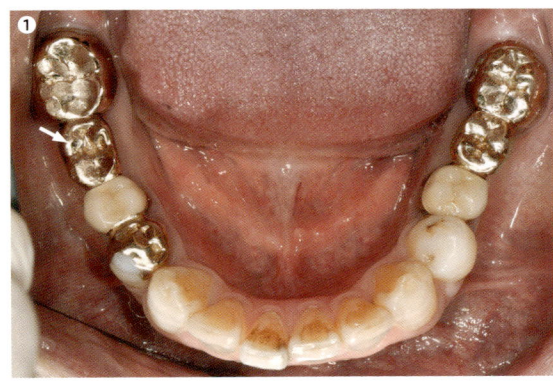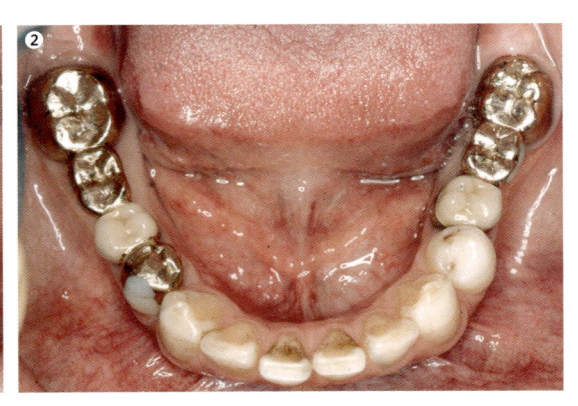

図1　下顎臼歯部の変化

①久しぶりに来院した57歳男性．「5⑥7 と 7⑥54」にブリッジが装着されている．下顎左側のブリッジ咬合面は解剖学的形態を保っているが，7と⑥の咬合面は咬耗している．特に7咬合面は光沢もなく，咬頭は咬耗し，小窩裂溝の形態は不明瞭．⑥の頬側遠心咬頭には，咬耗により歯の表面が滑沢になったシャイニングスポット（矢印）が認められる．ほかの歯に咬耗はみられない

②補綴装置を装着した20年前当時の下顎咬合面．両側のブリッジの咬合面は左右同じような形態をしており，咬耗は認められない

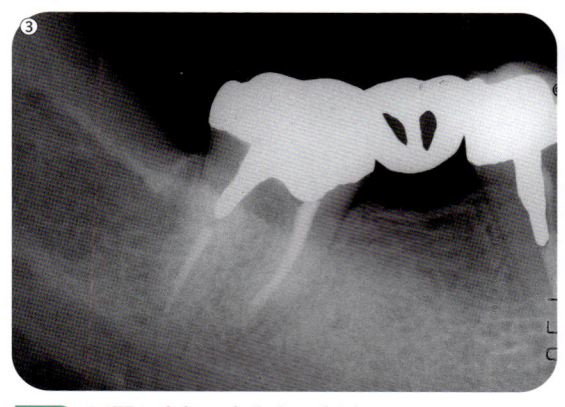
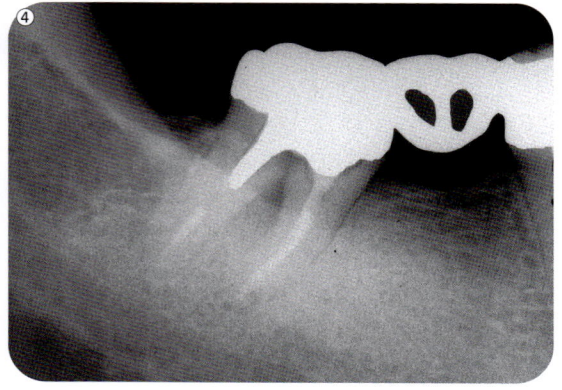

図1 下顎臼歯部の変化（つづき）

③②と同日に撮影した 7| のX線写真．根管治療が行われており，ポストが遠心根に挿入されている．補綴物の適合も問題はない
④①と同日に撮影した 7| のX線写真．根分岐部で垂直方向に走行する破折線が透過像として認められる．ブリッジ自体には動揺はないが，7| のポストコア周囲に透過像が一層みられ，歯根破折によりポストコアが脱離していると考えられた

はブリッジ装着時の 7| のX線写真です．根管治療が行われており，ポストが遠心根に挿入されています．補綴装置の適合も問題ありません．

図1-④は図1-①と同日に撮影した同部位のX線写真です．根分岐部で垂直方向に走行する破折線が透過像として認められます．ブリッジ自体には動揺はみられませんが，7| のポストコア周囲に透過像が1層みられるので，歯根破折によりポストコアが脱離していると考えられます．患者さんに自覚症状はありませんでしたが，プロービングを行うと頬側中央と舌側中央の2カ所に5mmのPPDとBOPが認められました．

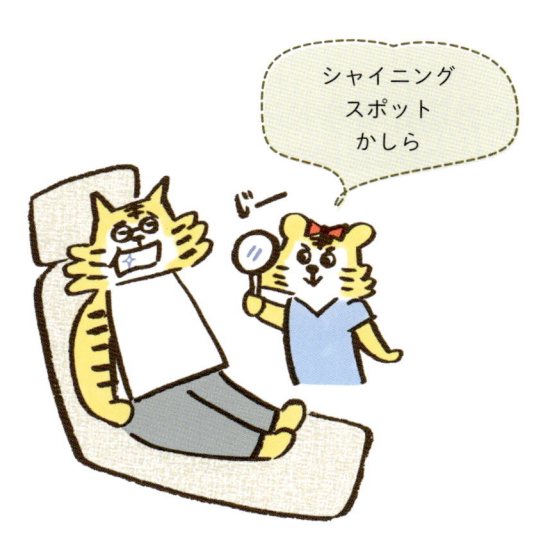

シャイニング
スポット
かしら

噛み癖とは

患者さんは，食事では決まって右側の臼歯から噛みはじめるそうです．以前から自覚していたようですが，なかなか変えることができなかったことを教えてくれました．このような状態を「噛み癖」とよびます．

石幡は噛み癖を，「物を口の中に入れたとき最初に噛む部位が癖になって決まっていること」と定義しています[1]．そして，噛み癖側でいつも噛むようになり，それが長期間にわたると，顎口腔系に悪影響を及ぼすことを指摘しています．図1の症例では 7| に歯根破折が起きました．

頬杖などの癖も噛み癖と関係しているといわれていますので確認が必要です．また，噛み癖が認められた場合，改善を図るために噛み癖のある側の反対側で咀嚼するように指導します．特に前歯部での咀嚼をイメージしながら行うよう説明し，新しい咀嚼パターンが定着するまで継続的に練習していただきます．

図1の症例では噛み癖とともに食いしばりの自覚があるので，⑥のシャイニングスポットもそれによるものと思われます．これも 7| の歯根破折の原因の1つとして

考えられます.

　また，飯島は「歯根破折は他の歯種に比べ大臼歯に多く，さらに無髄歯で顕著に認められること，さらに最後臼歯の場合には，歯根破折の発生する頻度がさらに高くなることを観察し，この原因の1つとして，後方の歯ほど加わる咬合力が大きいことが挙げられる」と述べています[2)]．最後臼歯である 7| に，噛み癖や食いしばりなどによる加圧要素が加わったことで，装着から20年後に歯根破折が生じたと推測しています．

　食いしばりはブラキシズムの1つであり，ブラキシズムとは咀嚼筋群が異常に緊張し，咀嚼・嚥下・発音などの機能的な運動と関係なく，非機能的に上下顎の歯を無意識にこすり合わせたり（グラインディング），食いしばったり（クレンチング），連続的にカチカチと咬み合わせる（タッピング）習癖をいいます[3)]．これらの習癖はやはり，顎口腔系に問題を起こすと考えられています.

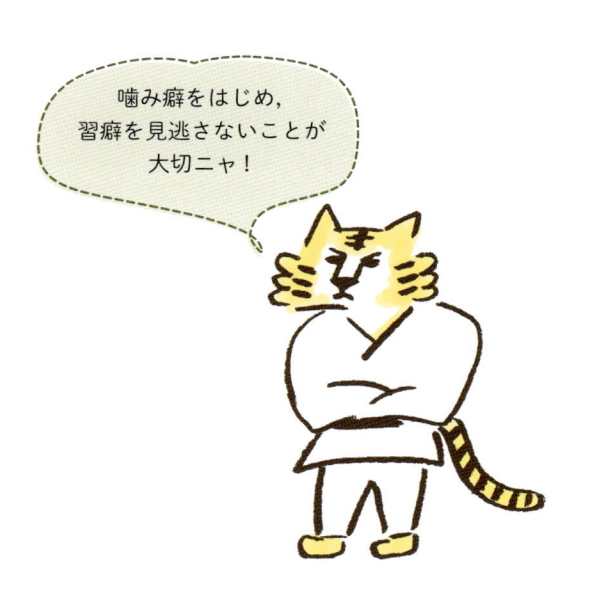

噛み癖をはじめ，習癖を見逃さないことが大切ニャ！

噛むときに違和感がある

　次の症例（図2）を見てください．噛むときに違和感があると来院された86歳女性の患者さんです．左側方運動時の咬合を咬合紙で確認すると， 6|口蓋側近心咬頭内斜面（図2-①）と 6|頬側遠心咬頭内斜面（図2-②）に平衡側咬頭接触が認められます（矢印）．咬合調整により，これらの平衡側咬頭接触を削除し点接触にしたところ[4)]（図2-③，④，矢印），主訴であった違和感が消えました.

　正常な顎運動を妨げるような咬合接触を咬合干渉（occlusal interference）といい，早期接触（premature contact）や咬頭干渉（cuspal interference）が含まれます[3)]（図3）．早期接触とは閉口時に，安定した上下顎の咬合接触状態が得られる前に，一部の歯だけが咬合接触する状態を指します．また，咬頭干渉とは，下顎の基本運動や機能運動に際して，運動経路を妨げる咬頭の接触，またはその現象をいいます.

　咬頭干渉の1つである平衡側咬頭接触（balancing contact）は，平衡側における対合する歯の接触であり，平衡側臼歯部での咬合接触は歯周組織や顎関節に為害作用を及ぼすといわれています[3)]．そのため，咬合紙を用いて確認し，接触が認められるならば歯科医師に報告しましょう．歯科医師は必要に応じて，図2のように咬合調整などを行います．これは早期接触の場合も同様です.

　ちなみに，「咬合調整」は，天然歯あるいは人工歯の早期接触や咬頭干渉となる部位を選択的に削合し，均等な咬合接触と調和のとれた咬合関係を確保して，咬合力を複数の歯に均等に分散することを目的としています[5)]（図3）．7章で説明したように，二次性咬合性外傷が疑われるフレミタスの場合も，咬合調整を行います．咬合調整は切削器具を用いて歯科医師が行いますが，詳細に興味がある方は既報[6)]などを参考にするとよいでしょう.

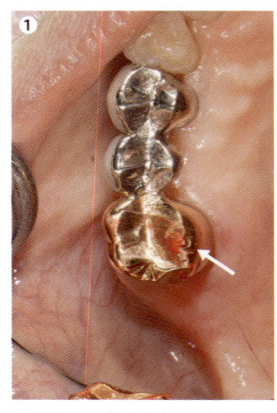
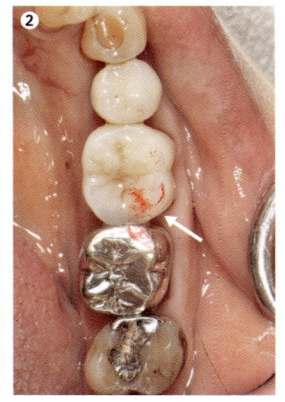
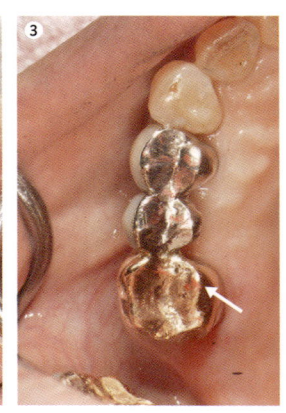
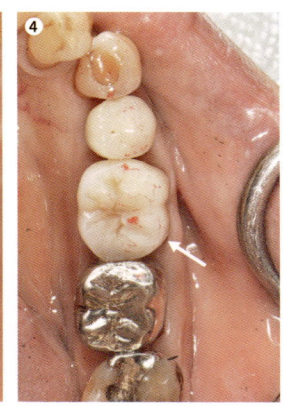

図2 平衡側咬頭接触による咬合違和感と咬合調整

86歳女性．咬合紙で左側方運動時の接触状態を確認する
① 6｜口蓋側近心咬頭内斜面の平衡側咬頭接触（矢印）
② 6｜頬側遠心咬頭内斜面の平衡側咬頭接触（矢印）
③咬合調整により 6｜口蓋側近心咬頭内斜面の平衡側咬頭接触を削除（矢印）
④ 6｜頬側遠心咬頭内斜面の平衡側咬頭接触を削除（矢印）

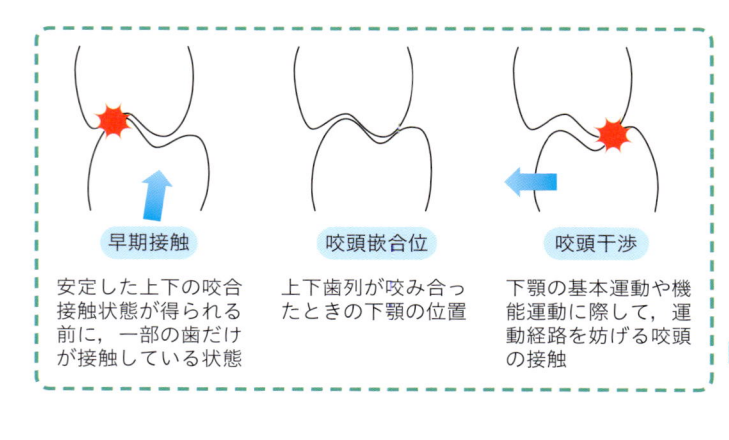

早期接触
安定した上下の咬合接触状態が得られる前に，一部の歯だけが接触している状態

咬頭嵌合位
上下歯列が咬み合ったときの下顎の位置

咬頭干渉
下顎の基本運動や機能運動に際して，運動経路を妨げる咬頭の接触

図3 正常な顎運動を妨げる咬合接触

皺襞に注目しよう

　58歳女性の 7｜咬合面の近心舌側の辺縁隆線外側部に，皺状（しわ）の襞（ひだ）が認められます（図4，矢印）．押見は，こうした皺状の襞を皺襞（すうへき）と名づけ，応力集中（特定の部位に力が集中すること）による現象ではないかと推測しています[7]．皺襞は下顎の咬合面近心舌側の辺縁隆線部で多数観察され，その走行は近遠心的方向です．図4の症例も，同じ部位に近遠心的に走行する皺襞を観察しました．皺襞が応力集中による現象であるならば，歯に為害作用を及ぼす可能性があるので見落とさないようにしなければなりません．

　図5は62歳女性の 6｜咬合面です．OBインレー（咬合面頬側面インレー）の咬合面舌側のメタル部分に，皺襞が近遠心的に走行しています（図5，矢印）．クラウンだけでなくインレーにも皺襞は認められました．

　図6は71歳女性の上顎右側臼歯部クラウンの咬合面です． 5｜口蓋側咬頭に，シャイニングスポットと近遠心方向からやや斜めに短く走る皺襞が認められます（図6，青矢印）．また， 6｜口蓋側近心咬頭に頬舌方向に走行する皺襞が観察できます（図6，白矢印）．上顎では皺襞は少ないといわれていますが[7]，図6の症例のように観察できる場合もあります．

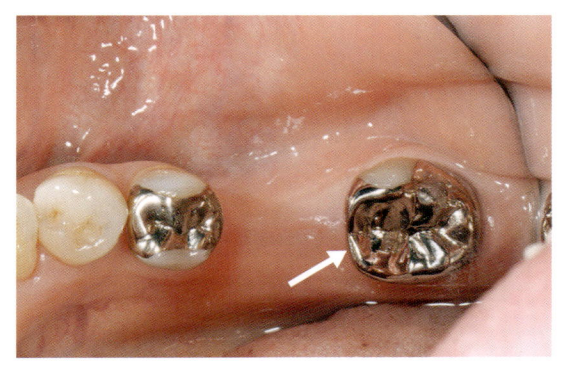

図4 ⏋咬合面の皺襞

58歳女性．近心舌側の辺縁隆線外側部に皺襞が認められる（矢印）

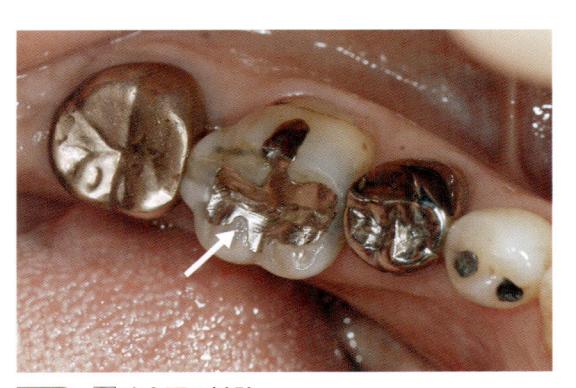

図5 �6⎦咬合面の皺襞

62歳女性．OBインレーの咬合面舌側のメタル部分に皺襞が近遠心的に走行している（矢印）

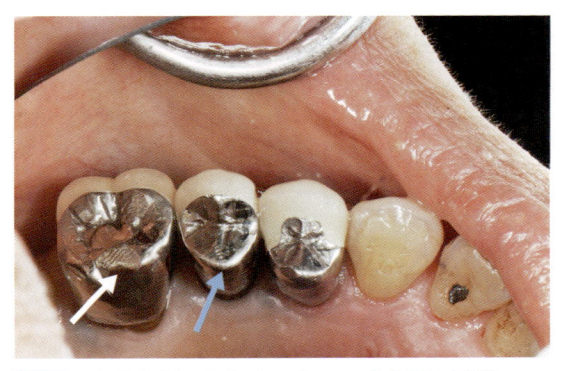

図6 上顎右側臼歯部クラウンの咬合面の皺襞

71歳女性．⎣5⎦口蓋側咬頭にシャイニングスポットと，近遠心方向からやや斜めに短く走る皺襞が認められる（青矢印）．⎣6⎦口蓋側近心咬頭に頬舌方向に走行する皺襞が観察できる（白矢印）

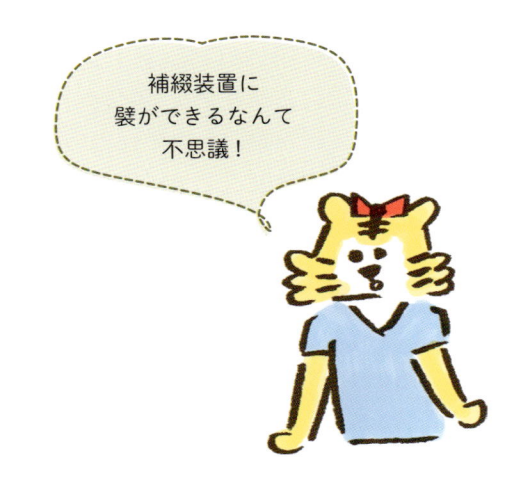

補綴装置に
襞ができるなんて
不思議！

補綴装置の咬合面の変化を見逃がさないために

　　咬合面の変化は，咬合干渉，噛み癖，食いしばりなどの異常習癖により起こります．上下歯列接触癖/Tooth Contacting Habit（以降，TCH）も関係している可能性があります．そのため，咬合面に変化がみられたら，まずは噛み癖，異常習癖，そしてTCHがないか問診などで確認することが大切です（➡ **16章**）．また，日中の頬杖などの癖の有無についても尋ねますが，夜間のブラキシズムなどは家族に確認してもらうこともあります．

　　次に，咬合面をしっかり観察し，形態の変化を見落とさないようにし，必要に応じて咬合紙で接触関係を確認します．そのうえで，異常が認められるならば歯科医師に報告します．

　　このような順序で進めることで，咬合面の変化を見逃すことが少なくなり，歯科医師とともに対応していくことが可能になります．

■ **参考文献**

1）石幡伸雄．【"噛みぐせ"への対応】"噛みぐせ"への私の対応．日本歯科評論 1995；632：105-25.
2）飯島国好．歯根破折―臨床的対応―．医歯薬出版；1994.
3）日本補綴歯科学会 編．歯科補綴学専門用語集 第4版．医歯薬出版；2015.
4）景山正登．口腔ケアの実践．泉福英信 編．デンタルスタッフの口腔衛生・歯科衛生統計．医歯薬出版；2018．P.159-80.
5）日本補綴歯科学会 編．歯科補綴学専門用語集 第6版．医歯薬出版；2023.
6）髙坂昌太，内藤正裕．咬合調整―ABCからXYZまで．歯界展望 2021；137：1335-59.
7）押見　一．術後に見られる修復物表面の皺襞．日本歯科評論 1994；626：145-57.

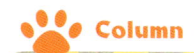

咬合について深掘りニャ！

　咬合の安定を図ることが，口腔機能の維持，向上につながります．咬合の安定のためには，咬合接触や咬合様式が確立されている必要があります．咬合接触とは，閉口時に生じる対合する歯の接触です．咬合様式とは，咬頭嵌合位および偏心位における咬合接触の状態をいいます[1]．

　犬歯誘導咬合（cuspid protected occlusion）とは，下顎の側方滑走運動時，作業側犬歯の咬合接触によって下顎を誘導し，臼歯部は離開する咬合様式です（図A）．

　グループファンクション（group function）とは，下顎の前方滑走運動時には前歯が接触して臼歯部を離開させ，側方滑走運動時には作業側の複数の歯が接触し，平衡側では咬合接触のない咬合様式で，有歯顎者に望ましい咬合様式の1つとされています（図B）．

　フルバランスドオクルージョン（full balanced occlusion）は，側方滑走運動時および前方滑走運動時に，作業側の歯だけでなく，前歯も含めた平衡側の歯も円滑に接触滑走している咬合様式で，総義歯に望ましい咬合様式の1つとされています（図C）．

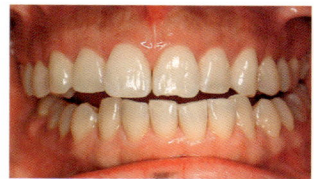 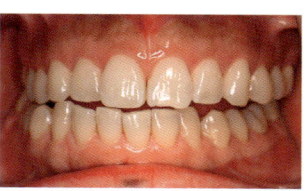

| 右側方運動 | 咬頭嵌合位 | 左側方運動 |

図A　咬合様式：犬歯誘導（29歳女性）

（文献2）より転載）

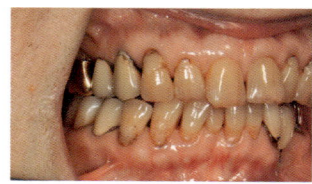 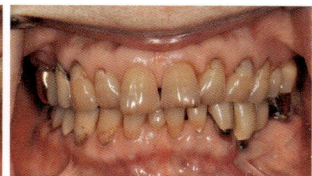 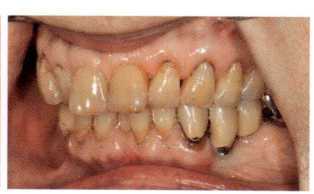

| 右側方運動 | 咬頭嵌合位 | 左側方運動 |

図B　咬合様式：グループファンクション（86歳女性）

（文献2）より転載）

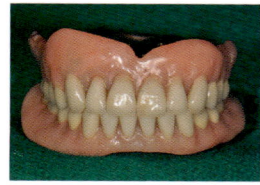 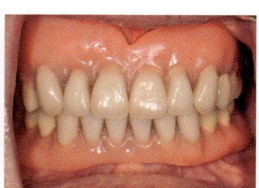 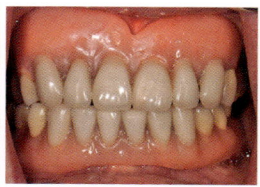 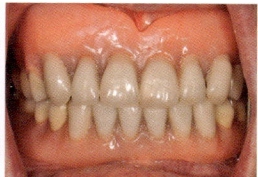

| 総義歯 | 口腔内に装着，中心咬合位 | 右側方運動 | 左側方運動 |

図C　咬合様式：フルバランスドオクルージョン（74歳女性）
総義歯装着から12年

（文献2）より転載）

1）日本補綴歯科学会 編. 歯科補綴学専門用語集 第4版. 医歯薬出版；2015.
2）景山正登. 口腔ケアの実践. 泉福英信 編. デンタルスタッフの口腔衛生学・歯科衛生統計. 医歯薬出版；2018. P.159-80.

不適合補綴装置への対応

　本章では，補綴装置の不調やマージン部の不適合に注目します．不適合補綴装置が存在すると，プラークコントロールが難しくなったり，歯肉に炎症が起こったりします．日常臨床のなかでこれらに頭を悩ませることも多いのではないでしょうか．それでは，そうした不適合補綴装置への対応を考えていきましょう．

オーバーマージン

　まずは図1の症例を見てください．6⌋にクラウンが装着されていますが，頬側マージンおよび隣接面マージンの一部が不適合です（図1-①）．頬側中央に4mmのPPDとBOPが認められます．マージン周辺の歯肉は軽度に発赤・腫脹しています．頬側からファーケーションプローブを挿入すると，水平方向に6mm入り，Ⅱ度の根分岐部病変（Furcation Involvement：FI）が存在しました[1]．X線写真から，過去に根管治療が行われ，マージンは不適合であることがわかり，根分岐部に透過像がわずかに認められます（図1-②）．この検査結果を受けて，歯科医師によるマージンの形態修正が行われました．

　頬側のマージンを除去したところ，歯頸部付近の歯面の豊隆が強く，清掃困難と予測されたため，歯冠形態修正も行いました．歯冠形態修正とは，歯の形態異常を歯質の削合により修正することをいいます[2]．根分岐部に適応することが多く，根分岐部付近の清掃性の向上や再付着を目的に行われます．

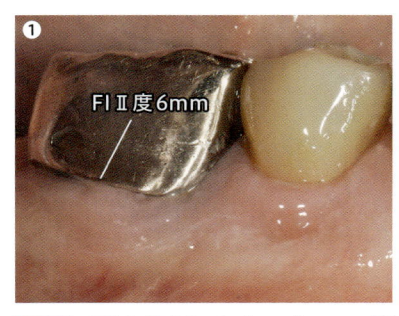
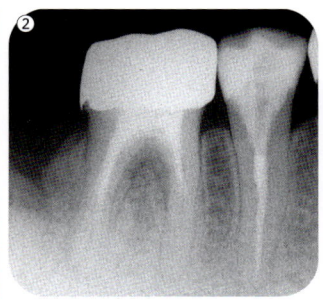
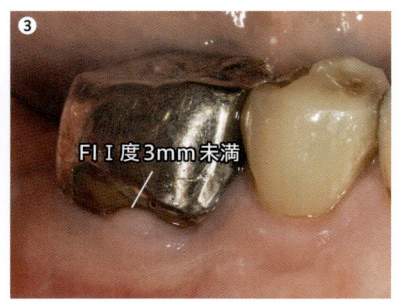

FIⅡ度6mm

FIⅠ度3mm未満

図1　6⌋クラウンのオーバーマージン

①57歳男性．クラウンが装着されているが，頬側マージンおよび隣接面マージンの一部が不適合である．頬側中央に4mmのPPDとBOPが認められる．マージン周辺の歯肉は軽度に発赤・腫脹している．頬側からファーケーションプローブを挿入すると，水平方向に6mm入り，Ⅱ度の根分岐部病変と診断された（FIⅡ度）
②①と同日のX線写真．根管治療が行われ，マージンは不適合である．根分岐部には透過像がわずかに認められる
③マージンと歯冠の形態修正を行ってから1カ月後．頬側および近心と遠心の隣接面の一部のマージンを除去している．歯頸部歯肉の発赤・腫脹は消退した．歯肉辺縁は頬側歯根形態に沿って彎曲を示し，隣接面と中央部から歯根方向へ移行し清掃しやすくなっている．頬側中央のPPDは3mmでBOPは認められない．頬側からファーケーションプローブを挿入すると，水平方向に3mm未満しか入らず，根分岐部病変はⅠ度に改善した（FIⅠ度）

図1-③は，マージンと歯冠の形態修正を行ってから1カ月後の6|頬側面です．歯頸部歯肉の発赤・腫脹は消退しました．頬側および近心と遠心の隣接面の一部のマージンを除去しています．歯肉辺縁は頬側歯根形態に沿って彎曲を示し，隣接面と中央部から歯根方向に向かって移行しているため，清掃しやすくなっています．頬側中央のPPDは3mmでBOPは認められません．頬側からファーケーションプローブを挿入すると，水平方向に3mm未満しか入らず，根分岐部病変はⅠ度に改善しました．Ⅰ度の根分岐部病変であれば，デブライドメントなどの歯周基本治療で維持することができます．

かぶせ物が入っている歯肉がむず痒い

図2-①は初診時62歳男性の右側頬側面で，54|にクラウン，6⑤4|にブリッジが装着されていましたが，6|頬側インレーも含め，すべてマージンが不適合でした．54|のクラウン周囲の歯肉は発赤・腫脹しており，その周辺歯肉がむず痒いということで来院されました．マージン周囲にプラークが付着し，4|口蓋側遠心と5|口蓋側近心に4mmのPPDとBOPが認められました．図2-②はそのときの54|のX線写真です．両歯とも根管治療が行われ，マージンは不適合ですが，歯槽骨に問題はみられません．患者さんの審美的要求もあり，再治療することになりました．

図2-③は1年後のメインテナンス移行時の右側頬側面です．患者さんは63歳になりました．上下顎とも再治療を行い，インレー部分はレジン充填を行いました．2|が先天性欠如だったため，3|を2|の形態に修正し，4|は3|の形態を模倣して作製しています．清掃状態に問題はなく，PPDは3mm以内でBOPも認められません．主訴のむず痒さもなくなりました．

この症例も，歯科衛生士の情報をもとに患者さんと話し合ったうえで，歯科医師が補綴装置を作製しなおすことになりました．

補綴装置の再治療を望まない患者さん

初診時32歳女性の上顎前歯部です（図3-①）．主訴は補綴装置が装着された上顎前歯部の腫れと，3カ月前から続いているブラッシング時の出血でした．PCRは

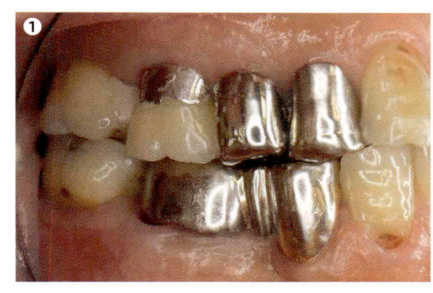 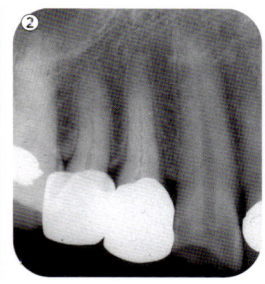 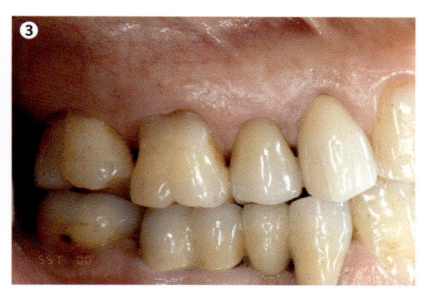

図2 右側補綴装置のマージン不適合

①初診時62歳男性．54|にクラウン，6⑤4|にブリッジが装着されていた．6|頬側インレーも含め，すべてマージンが不適合．54|のクラウン周囲の歯肉は発赤・腫脹していた．マージン周囲にプラークが付着し，4|口蓋側遠心と5|口蓋側近心に4mmのPPDとBOPが認められた
②初診時の54|のX線写真．根管治療が行われ，マージンは不適合．歯槽骨に問題はみられない
③1年後のメインテナンス移行時の右側頬側面．患者さんは63歳になった．上下顎とも再治療を行い，インレー部分にレジンを充填した．2|が先天性欠如だったので，3|を2|の形態に修正し，4|は3|の形態を模倣して作製している．清掃状態に問題はなく，PPDは3mm以内でBOPも認められない

72.7％，BOPは80.7％で，4～5mmのPPDとBOPが認められました．初診時のX線写真では，軽度の水平的な骨吸収がみられます．前歯部のマージンは不適合で，マージンの位置から生物学的幅径が侵害されている可能性も考えられます（図3-②）．

　生物学的幅径とは，歯槽骨頂から歯肉溝底部までの歯肉の付着幅をいいます（図4）．Gargiuloらは，生物学的幅径のうち，歯槽骨頂から歯冠側の結合組織性付着の幅は平均1.07mm，上皮性付着の幅は平均0.97mmであったと報告しています[4]．したがって，正常な歯周組織を維持するためには，それらを合わせた約2mmの上皮性および結合組織性付着が歯槽骨頂上に必要になります．

　補綴装置などのマージンが生物学的幅径を侵害する位置に設定された場合，歯肉には炎症が生じ，生物学的幅径を維持しようと歯槽骨の吸収，上皮性および結合組織性付着の喪失が起こり，歯周組織が破壊され，結果的に歯肉退縮が生じマージンが露出する可能性があります．

　なお，歯周疾患およびインプラント周囲疾患の新分類において，生物学的幅径（biologic width）という用語の代わりに，骨縁上組織付着（supracrestal tissue attachment）という用語を用いることが提唱されています[5]．

　この患者さんは補綴装置を気に入っており，再治療を望まなかったため，歯周基本治療で改善を図ることにしました．歯周基本治療開始前に，「炎症の消退に伴う歯肉退縮により，不適合補綴装置のマージンの露出や歯間乳頭の退縮によるブラックトライアングルが現れ，審美性が損なわれる可能性があること」を理解していただき，治療を開始することにしました．

　1カ月後のブラッシング指導終了時，PCRは9.7％，BOPは16.7％に減少しました．前歯部の歯肉の腫脹は軽減し，ブラッシング時に出血が認められなくなってきました（図3-③）．セルフケアのみでここまで改善したことを実感され，プラークコントロールの重要性を理解していただくことができました．次回からSRPを5回に分けて行いました．

　図3-④は初診から8カ月後のメインテナンス移行時の上顎前歯部です．患者さんは33歳になりました．PCRは13.2％，BOPは0.7％で，前歯部のPPDは3mm以内でBOPは認められません．正中の歯間乳頭にブラックトライアングルが多少認められますが，審美性を損なうような著しい歯肉退縮は生じておらず，患者さんは満足されています．この症例は，患者さんの希望どおり不適合補綴装置を除去することなく，歯科衛生士と連携して歯周基本治療のみでメインテナンスに移行することができました[6]．

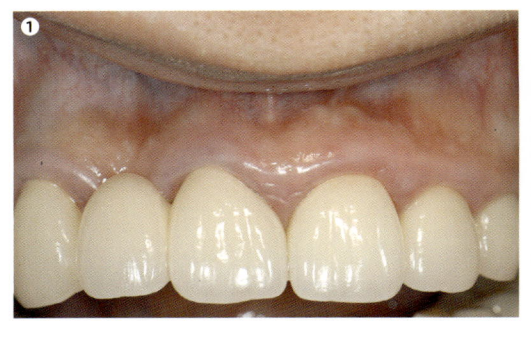
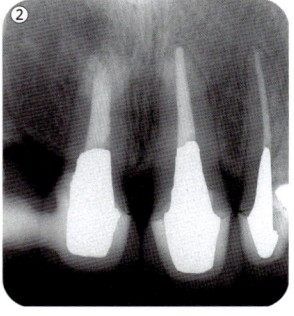

図3　補綴装置による生物学的幅径の侵害

①初診時32歳女性の上顎前歯部．主訴は補綴された上顎前歯部の腫れと，3カ月前から続いているブラッシング時の出血．前歯部に4～5mmのPPDとBOPが認められた

②同X線写真．歯槽骨に軽度の水平的な吸収がみられる．前歯部のマージンは不適合で，マージンの位置から生物学的幅径が侵害されている可能性も考えられる

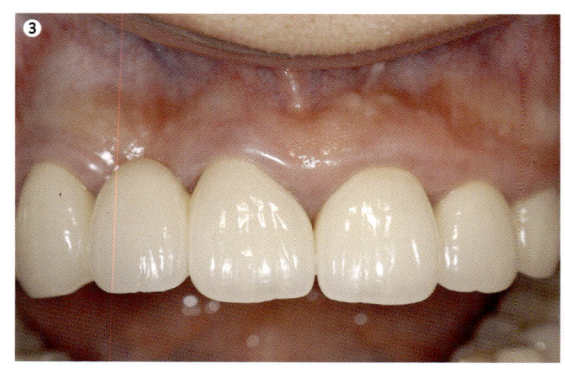 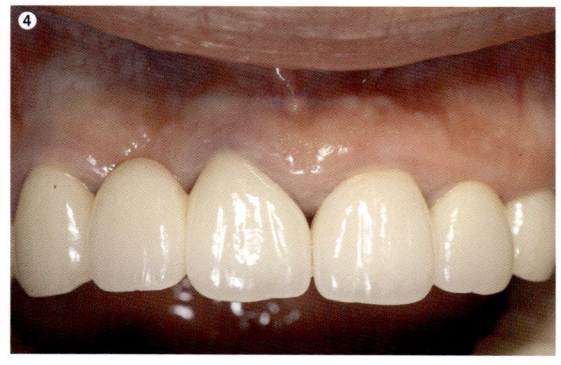

図3 補綴装置による生物学的幅径の侵害（つづき）

③1カ月後のブラッシング指導終了時．前歯部の歯肉の腫脹は軽減し，ブラッシング時に出血が認められなくなってきた

④初診から8カ月後のメインテナンス移行時．患者さんは33歳になった．前歯部のPPDは3mm以内でBOPは認められない．正中の歯間乳頭部にブラックトライアングルが多少認められるが，審美性を損なうような著しい歯肉退縮は生じなかった

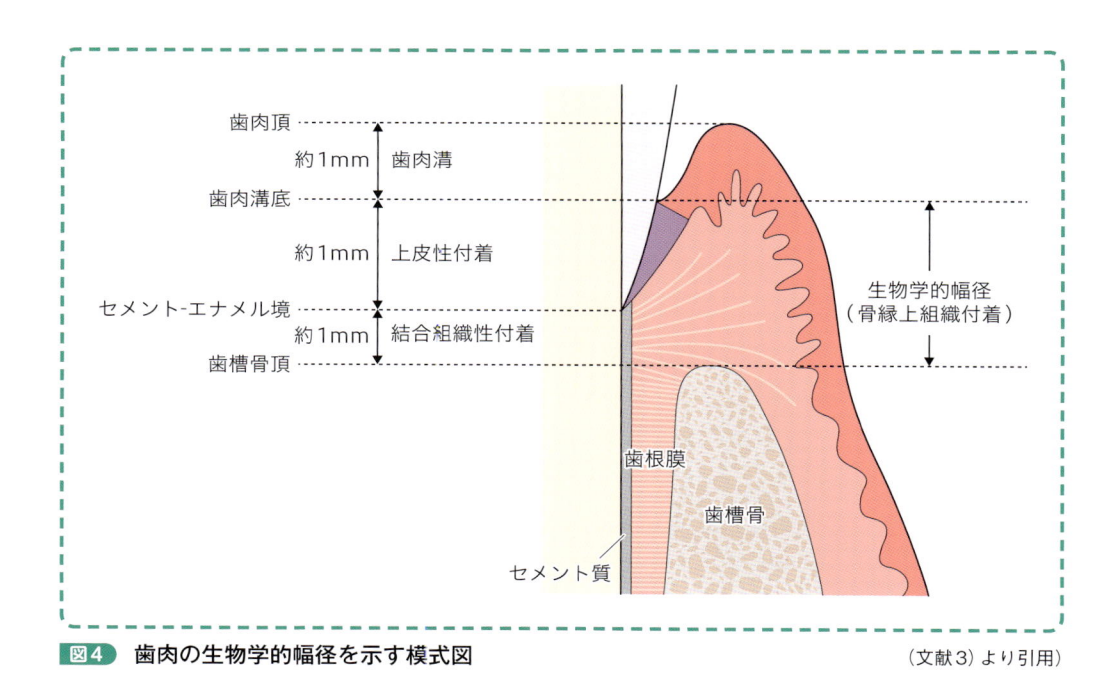

図4 歯肉の生物学的幅径を示す模式図

（文献3）より引用）

補綴装置の不適合マージンを見逃さず対応するために

　マージン不適合補綴装置は，プラークが停滞しやすく，また患者さんが磨きにくいことで，齲蝕や歯周病の原因になります．さらに，補綴装置のマージンが骨縁上組織付着（生物学的幅径）を侵害すると，歯周組織の破壊が起こります．そのために，なんらかの対策を講じなければなりません．**図1，2**の症例は，歯科衛生士の情報をもとに歯科医師が介入することで，マージン部の形態を修正したり，補綴装置を再作製することで，不適合マージンの改善を図りました．

　しかし，**図3**の症例は補綴装置を作り直すことを患者さんが望まなかったことから，歯周基本治療のみで改善を図ることになったため，歯科衛生士が担当し，患者さんとともに歯肉縁下の環境改善を目指しました．著しい歯肉退縮は生じず，歯肉の炎症は消退しました．

　いずれにせよ，補綴装置のマージンをよく観察し，不適合な状態を見逃さず，歯科医師に適切に伝えることが大切です．そのうえで，患者さんと相談し，歯科医師によ

り改善を図るのか，歯科衛生士により歯周組織の回復を図るのか決めることになりますので，まずは補綴装置に異変がないか確認する習慣をつけていただければと思います．

■ 参考文献

1）Hamp SE et al. Periodontal treatment of multirooted teeth. Results after 5 years. J Clin Periodontol 1975; 2: 126-35.

2）日本歯周病学会 編．歯周病専門用語集．医歯薬出版；2007.

3）下野正基．やさしい治癒のしくみとはたらき 歯周組織編．医歯薬出版；2013．P.25.

4）Gargiulo AW et al. Dimensions and relations of the dentogingival junction in humans. J Periodontol 1961; 32: 261-7.

5）Jepsen S et al. Periodontal manifestations of systemic diseases and developmental and acquired conditions: Consensus report of workgroup 3 of the 2017 World Workshop on the Classification of Periodontal and Peri-Implant Diseases and Conditions. J Periodontol 2018; 89 (Suppl 1)：237-48.

6）飯田しのぶ．補綴物と歯肉の関係を探る①不適合補綴物による歯肉の炎症．デンタルハイジーン 2006；26：59-63.

14章

粘膜病変を見逃さない
～口腔内外チェックをマスターしよう～

　歯科衛生士は患者さんと接する機会が多いので，歯や歯周組織だけでなく舌や口腔粘膜に現われる異常や病変に気づき，見逃さないようにしたいものです．

　粘膜病変は特殊な器具を使うことなく，ミラーなどを使用すれば目視が可能です．視診では水疱，びらん・潰瘍，腫脹・腫瘤などの「形態的変化」，また紅斑，白斑，黄色斑，黒色や褐色の色素斑，紫斑などの「色彩的変化」で各疾患を分類します．患者さんの自覚・他覚的な症状である口腔乾燥や味覚異常などの「機能的変化」についても考慮しながら観察を進めていきます[1]．本章では，当院でみつかった粘膜病変を取り上げてお話しするとともに，粘膜病変を見逃さないための口腔内外チェックについて説明します．

白板症

　まず，**図1**の症例を見てください．メインテナンスに来院した76歳男性の左側頬粘膜です（**図1-①**）．どのような所見があるでしょうか？

　表面が均質で境界明瞭な平行四辺形をした白斑が咬合平面のライン付近にみられ，その周囲に小さな白斑が点在しています（**図1-①**，矢印）．一番大きい白斑をプローブで測定すると，直径5mm，高さ2mmの病変でした（**図1-②**）．白板症を疑い，大学病院の口腔外科に紹介しました．その後，白板症と診断されましたが，病変が小さいので当院で3カ月に1回経過をみることになりました．

　通常角化することのない口腔粘膜がなんらかの理由で角化すると，上皮は厚くな

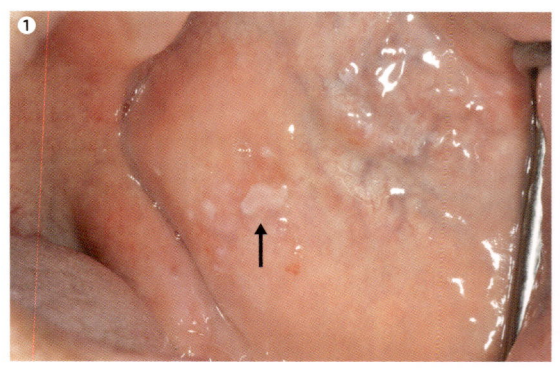 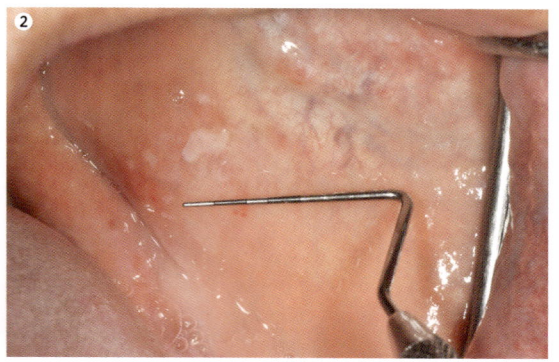

図1　白板症
①メインテナンスに来院した76歳男性の左側頬粘膜．表面が均質で境界明瞭な平行四辺形をした白斑が咬合平面のライン付近にみられ，その周囲に小さな白斑が点在している（矢印）
②一番大きい白斑をプローブで測定すると，直径5mm 高さ2mmの病変であった．大学病院で白板症と診断された

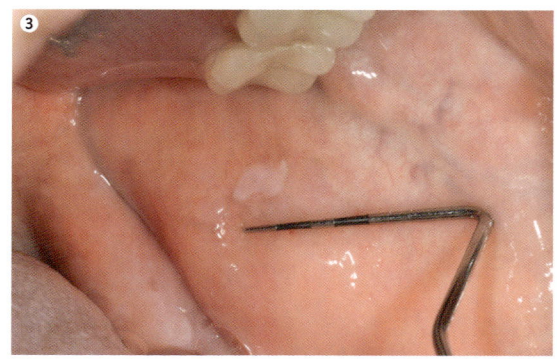

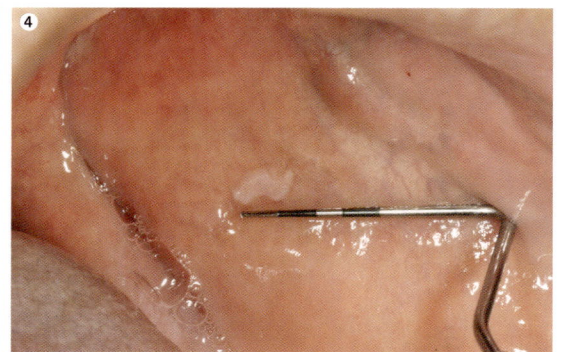

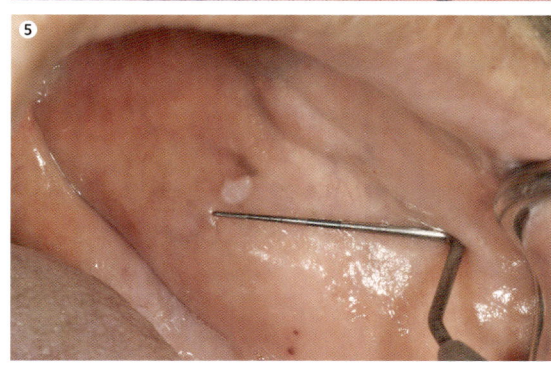

図1　白板症（つづき）
③3カ月後．白斑の大きさに変化はない．周囲の小さな白斑は見えなくなってきた
④9カ月後．患者さんは77歳．白斑の大きさは変わらず，周囲の小さな白斑は認められない
⑤4年8カ月後．患者さんは81歳．白板症は境界明瞭のままで高さは2mmあるが，直径が3mmと小さくなっている

り，その結果，上皮下の血流の色が透けて見えにくくなり，白斑を形成します．これが白板症です[2]．男性に多く，50〜60代に好発し，好発部位は舌，頬粘膜，歯肉です．頬粘膜では咬合平面のラインに一致するか，もしくはそれを中心としてみられることが一般的です．局所的な原因としては，齲蝕によりできた歯の鋭縁，不適合な補綴装置や義歯などによる粘膜への慢性的な刺激，過度の飲酒と喫煙があげられます．全身的な原因としては，ビタミンAおよびビタミンB，性ホルモン（エストロゲン）の欠乏などがあるとされています[3]．

　白板症と紅板症は前癌病変とよばれており，「正常なものと比較して，形態学的に癌が発生しやすい状態に変化した組織」とされています．

　図1-③は3カ月後の左側頬粘膜です．白斑の大きさに変化はありません．周囲の小さな白斑は見えなくなってきました．この後も，3カ月ごとのメインテナンス来院時に確認しています．

　図1-④は9カ月後で，患者さんは77歳になりました．白斑の大きさは変わらず，周囲の小さな白斑は認められません．

　図1-⑤は4年8カ月後で，患者さんは81歳になりました．白斑は境界明瞭のままで，高さが2mmですが，直径が3mmと小さくなっています．白板症が大きくなった場合は口腔外科を受診していただくことになっていたので，患者さんは一安心されています．今後も経過をみていく予定ですが，メインテナンスのたびにプローブで大きさを測ることが大切だと実感しました．

口腔扁平苔癬

　図2は，食事のとき，口の中，特に右側がしみるように痛くて食べにくいということで来院された67歳女性の症例です．右側頬粘膜を目視すると白斑がみられ，その上方に紅斑を伴った網目状の病変が認められました．大学病院の口腔外科に紹介した

ところ，口腔扁平苔癬と診断されました．その後も大学病院に定期的に通院されています．

　口腔扁平苔癬は女性に好発し，40歳以上に多いといわれています．口腔粘膜だけでなく，生殖器粘膜，食道粘膜，皮膚にも生じる慢性炎症性角化病変です．明らかな原因はわかっていませんが，細菌やウイルスの感染，薬物，歯科用金属アレルギー，ストレスなどが考えられています．80％以上に自覚症状が認められ，灼熱感や接触痛を訴えます．臨床所見は多彩で，網状，びらん状，萎縮状に分けられ，口腔粘膜全体に発現し，特に両側の頬粘膜に発現することが多いとされていますが[4]，図2の症例では右側にしかみられませんでした．

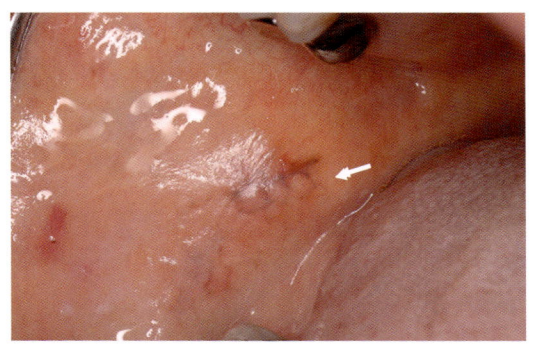

図2　口腔扁平苔癬
67歳女性の右側頬粘膜．白斑がみられ，その上方に紅斑を伴った網目状の病変が認められた．大学病院で口腔扁平苔癬と診断された

　口腔扁平苔癬も前癌状態ですので見逃さないようにしましょう．前癌状態とは，「癌が発生するリスクが著しく増大している状態」と定義されています[3]．なお，現在では，前癌病変と前癌状態の区別をなくし，「口腔潜在的悪性疾患」とよばれています[5]．

乳頭腫

　図3は，「右下奥歯の歯肉に1カ月前よりコロコロしたものができて気になる」と来院された49歳女性の症例です．⏊7遠心歯肉に表面がデコボコしたカリフラワー状の腫瘤がみられました．大学病院の口腔外科に紹介したところ，上皮性良性腫瘍である乳頭腫と診断され切除されました．

　乳頭腫は，口腔癌との関連が報告されているヒトパピローマウイルスの感染や慢性刺激により生じます[5]．

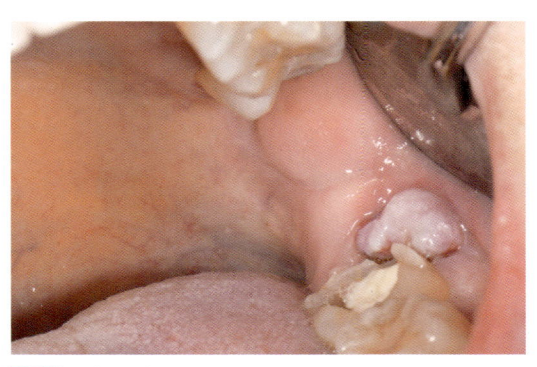

図3　乳頭腫
49歳女性の⏊7遠心歯肉．表面がデコボコしたカリフラワー状の腫瘤がみられた．大学病院で上皮性良性腫瘍である乳頭腫と診断された

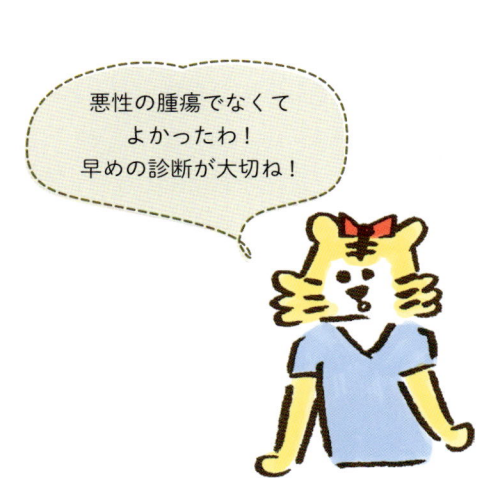

悪性の腫瘍でなくてよかったわ！早めの診断が大切ね！

扁平上皮癌

図4は「2カ月前より食事をすると舌がしみる」と来院された58歳男性の症例です．右側舌縁から舌下にかけて，潰瘍性病変が認められ，周囲を触診したところ硬結を伴っていました．舌癌を疑い大学病院の口腔外科に紹介したところ，扁平上皮癌と診断されました．

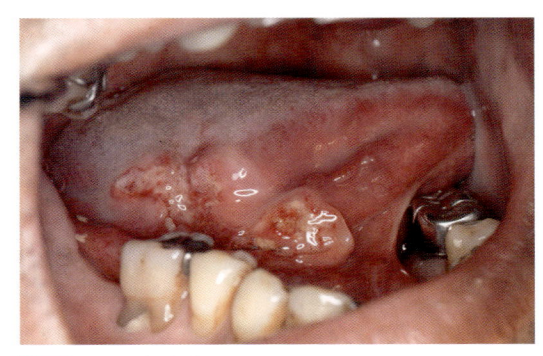

図4　扁平上皮癌

58歳男性．右側舌縁から舌下にかけて，潰瘍性病変が認められ，周囲を触診したところ硬結を伴っていた．舌癌を疑い大学病院に紹介したところ，扁平上皮癌と診断された

乳頭肥大

図5-①は，舌を鏡で見ていたところ，右の奥のほうに出っ張ったものが見えたので不安になり来院された30歳男性の症例です．右側舌縁後方で葉状乳頭が淡紅色で球形に盛り上がり，小豆大の比較的硬い腫瘤状を示しています．症状もなく潰瘍などが認められないので，葉状乳頭肥大と診断しました[6]．患者さんには正常組織であることを説明し，半年後に経過をみることにしました．

半年後，本人も気にならないレベルまで小さくなりました（図5-②）．

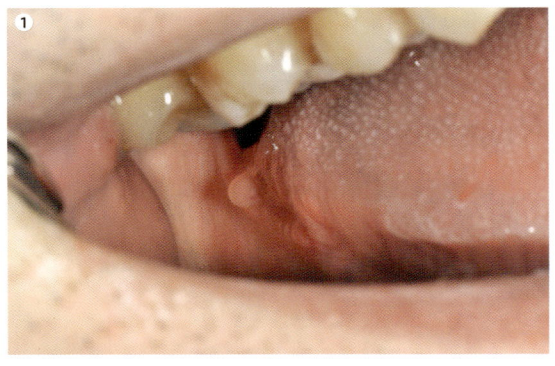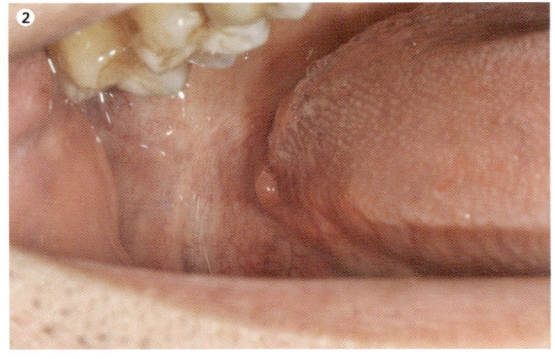

図5　乳頭肥大

①30歳男性の右側舌縁後方．葉状乳頭が淡紅色で球形に盛り上がり，小豆大の比較的硬い腫瘤状を示している．症状もなく潰瘍などが認められないので，葉状乳頭肥大と診断
②半年後，葉状乳頭肥大は小さくなっている

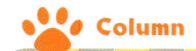 **Column**

"口腔内外チェック"をマスターするのニャ！（図A）

　口腔内外チェックの方法と注意点などの詳細は既報[5]に譲りますが，特別な器具は必要なく，慣れれば3分ほどでできるようになります．トレーニングあるのみです．

1. 口腔外チェック

❶頭頸部の非対称性のチェック：患者さんの前に立って頭部と頸部が対称的であるかを観察する

❷頭部・頸部のチェック：頸部リンパ節群と咬筋群をチェックする

❸顎関節のチェック：顎関節の圧痛と運動痛を検査する

> 口腔内はもちろん，口腔外の異変も見逃さないようにしよう！

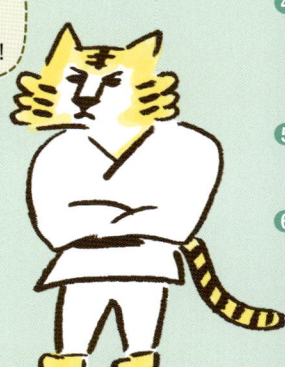

2. 口腔内チェック

❶口唇と口唇粘膜のチェック：口唇粘膜は上下の口唇を反転して視診をし，次に，両手で触診をする．しこりなどの有無を確認

❷頬粘膜のチェック：頬粘膜を目視する

❸硬口蓋と軟口蓋のチェック：咽頭も視診を行う

❹舌のチェック：舌背⇒舌側面⇒舌下面の順で視診を行う．舌側面は舌の先端をガーゼでつまみ観察する

❺口腔底のチェック：視診および両手での触診を行う

❻歯肉および歯槽粘膜のチェック：視診により，歯肉と歯槽粘膜の色などの所見を観察し，触診により塊(かたまり)や隆起をチェックする

図A 口腔内外チェック

■ 参考文献

1) 山根源之. 目でみる口腔粘膜疾患. 山根源之，草間幹夫 編. 日本歯科評論 増刊2007 チェアーサイドで活用する最新・口腔粘膜疾患の診かた. ヒョーロン・パブリッシャーズ；2007. P.8-18.
2) 藤井英治. 舌粘膜の病変. 川辺良一・他. DHstyle増刊号 口腔内の病変・異常に気付く観察眼を養おう. デンタルダイヤモンド社；2013. P.42-7.
3) 岡崎雄一郎，山根源之. 前癌病変. 山根源之，草間幹夫 編. 日本歯科評論 増刊2007 チェアーサイドで活用する最新・口腔粘膜疾患の診かた. ヒョーロン・パブリッシャーズ；2007. P.172-5.
4) 森本光明，山根源之. 口腔扁平苔癬. 山根源之，草間幹夫 編. 日本歯科評論 増刊2007 チェアーサイドで活用する最新・口腔粘膜疾患の診かた. ヒョーロン・パブリッシャーズ；2007. P.96-7.
5) 柴原孝彦，薄井由枝. 3分でできる！衛るための口腔内外チェック. 永末書店；2018.
6) 菅原由美子，笹野高嗣. 乳頭肥大. 山根源之，草間幹夫 編. 日本歯科評論 増刊2007 チェアーサイドで活用する最新・口腔粘膜疾患の診かた. ヒョーロン・パブリッシャーズ；2007. P.126-7.

15章

粘膜
病変

口腔カンジダ症を見逃さない

口腔カンジダ症とは？

　前章に引き続き，「粘膜病変を見逃さない」をテーマに，口腔カンジダ症を取り上げます．

　口腔カンジダ症は，カンジダ菌種により引き起こされる疾患です．*Candida albicans* がおもな原因菌種ですが，その他のカンジダ菌種（*Candida glabrata*，*Candida tropicalis* など）も原因菌になります．これらカンジダ菌は口腔常在菌で，健常人の約40％の口腔内から検出され，全身的あるいは局所的要因により口腔カンジダ症が引き起こされます[1]．

　全身的要因としては内分泌異常や免疫不全などがあげられますが，栄養状態不良の高齢者などでもみられます．また，カンジダ症はHIV感染者における後天性免疫不全症候群（AIDS）発症時の臨床所見の1つです[1]．

　局所的要因としては，口腔用ステロイド軟膏（なんこう）の長期塗布，口腔乾燥，口腔や義歯の清掃不良があります[2]．

上顎粘膜が赤くなっている

初診時の所見

　図1-①は，78歳女性の義歯を外した後の上顎粘膜です．どのような所見がみられるでしょうか？　<u>6 3</u>|に根面板が装着されています．前歯部から右側口蓋粘膜にかけて広範囲に紅斑が認められます．根面板の間の右口蓋側の粘膜はびらん状になっています．触診ではすこし疼痛がありましたが，義歯装着時には痛みを感じないそうです．これらに加え，口角炎もみられました（図1-②，矢印）．図1-③は上顎に装着されている総義歯の内面です．

口腔カンジダ症の検査

　カンジダ菌が検出されるかどうか検査するために，カンジダ菌検出用簡易試験液・ストマスタット（デンツプライシロナ）を使用しました．本試験では，滅菌綿棒で上顎粘膜紅

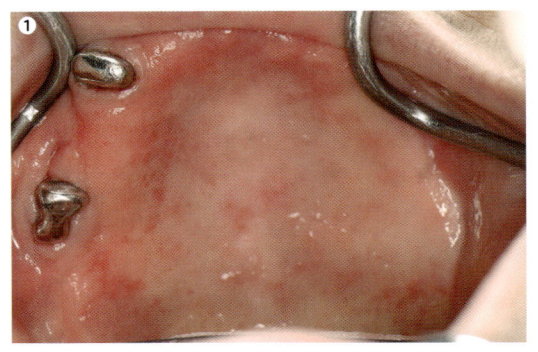

図1　慢性萎縮性口腔カンジダ症

①78歳女性．義歯を外した後の上顎粘膜面．<u>6 3</u>|に根面板が装着されている．前歯部から右側口蓋粘膜にかけて広範囲に紅斑が認められる．根面板の間の右口蓋側の粘膜はびらん状になっている．触診するとすこし疼痛があった

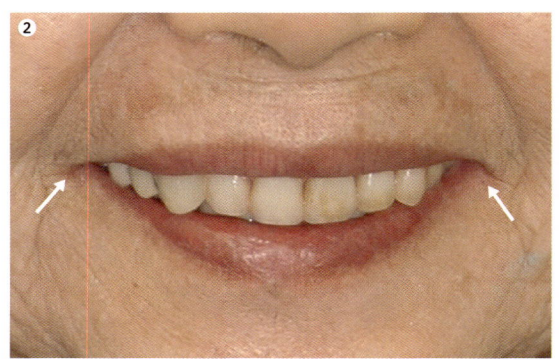
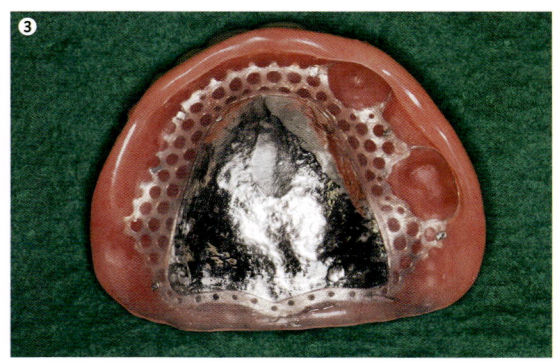
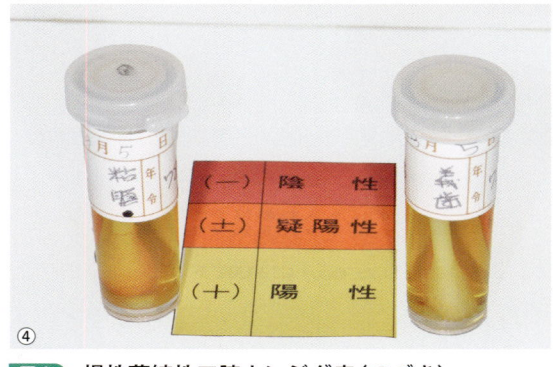
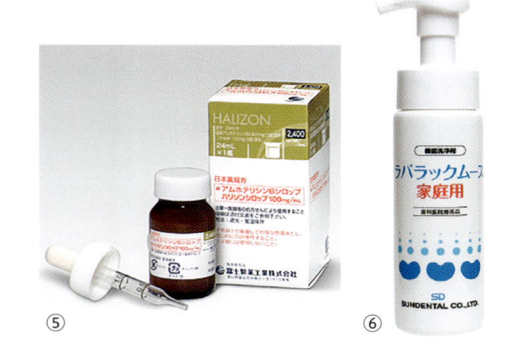

図1 慢性萎縮性口腔カンジダ症（つづき）

②口角炎が認められる（矢印）
③上顎に装着されている総義歯の内面
④カンジダ菌検出用簡易試験液・ストマスタット（デンツプライシロナ，販売終了）により，上顎粘膜，義歯内面ともに陽性を確認．慢性萎縮性口腔カンジダ症と診断した
⑤アムホテリシンBシロップ（ハリゾンシロップ，富士製薬工業）
⑥義歯洗浄剤ラバラックムース家庭用（サンデンタル）

斑部と義歯内面より採取した検体をストマスタットに入れ，37℃で24時間培養します．培養後，培地の色から陰性，疑陽性，陽性のいずれかに判定します．この症例の場合は，上顎粘膜，義歯内面ともに陽性でした（**図1-④**）．なお，ストマスタットは2020年8月に販売終了になっているため，代替品としてカンジダディテクター（亀水化学工業）などを使用するのがよいでしょう．

口腔カンジダ症への対応

陽性の場合は，口腔内含嗽と義歯の洗浄を行います[3]．水またはリステリン（ジョンソン・エンド・ジョンソン）20ccにアムホテリシンBシロップ（ハリゾンシロップ，富士製薬工業，**図1-⑤**）をスポイトで1滴入れて，よくかき混ぜて含嗽液を作ります．これを口に入れ，30秒から1分間，口腔内全体にいきわたるようにぶくぶくうがいを行い，それから喉のうがいをして吐き出します．その後，水だけで軽くうがいをします．これを，12時間間隔で1日2回行います．

義歯は，義歯洗浄剤ラバラックムース家庭用（サンデンタル）を使用して洗浄します（**図1-⑥**）．使用方法は，義歯にムース状の泡を吹きかけ，容器に5分間入れ，その後水洗します．本剤には，カンジダ菌の繁殖を抑えるために次亜塩素酸ナトリウムが3%配合されています．防錆剤も配合されているので金属床にも使用できます．

患者さんに含嗽と義歯洗浄の必要性を説明し，就寝時には義歯を外すようにお話ししました．

経過の観察

含嗽と義歯洗浄から1カ月後，発赤が軽度に改善してきたものの，根面板周囲にプラークが付着するようになった（**図1-⑦**）ため，プラークコントロールの強化に努め

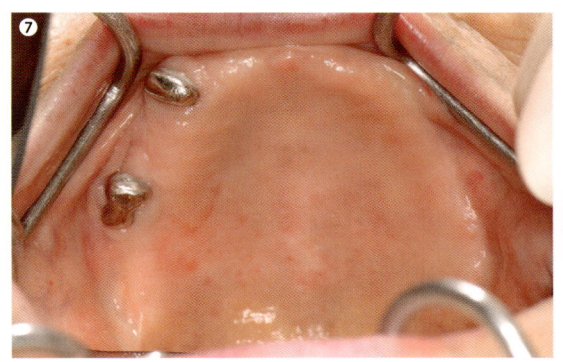

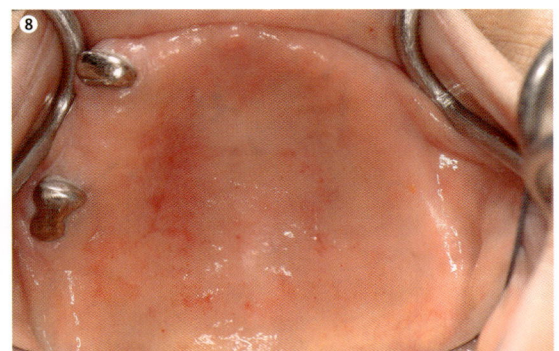

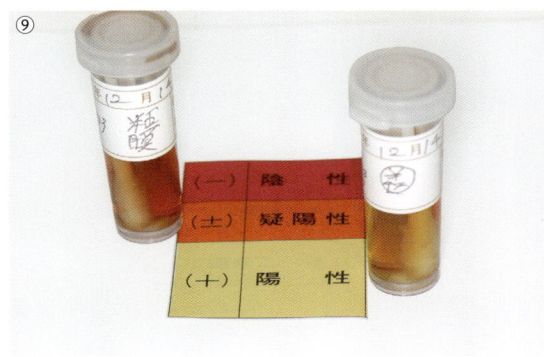

図1 慢性萎縮性口腔カンジダ症（つづき）

⑦含嗽と義歯洗浄から1カ月後，根面板周囲にプラークが付着しているが，粘膜の発赤はすこし収まってきた

⑧3カ月後，粘膜面の口蓋中央が発赤し，周囲に小さい紅斑が認められた．根面板周囲にプラークが付着していた．入院により，含嗽と義歯洗浄はあまりできていなかった

⑨ストマスタットによる検査で上顎粘膜は疑陽性，義歯内面は陽性と考えられた

ました．

3カ月後，粘膜面の口蓋中央が発赤し，周囲に小さい紅斑が認められました．また，根面板周囲にプラークが付着していました（図1-⑧）．肝臓病により1カ月ほど入院され，体調が思わしくなく，含嗽と義歯の洗浄はあまりできなかったそうです．再度，ストマスタットによる検査を行ったところ，上顎粘膜は疑陽性，義歯内面は陽性でした（図1-⑨）．結果をお伝えし，これからは毎日含嗽と義歯の洗浄をすることを約束していただきました．

口腔カンジダ症の種類

口腔カンジダ症は，口腔に限局した病変を生じる「原発性口腔カンジダ症」と，免疫異常を背景に口腔以外の部位のカンジダ症を合併する「二次性口腔カンジダ症」に分類されます．日常臨床でしばしば遭遇するのは，原発性口腔カンジダ症で，急性型と慢性型に分けられます[1]．急性型の代表的なものとして，急性偽膜性口腔カンジダ症，慢性萎縮性口腔カンジダ症，慢性肥厚性口腔カンジダ症があります[1]．

図1の症例では，粘膜の紅斑が認められたので慢性萎縮性口腔カンジダ症と診断しました．慢性萎縮性口腔カンジダ症は，義歯性口内炎ともいわれ，しばしばカンジダ性口角炎がみられます．

口蓋に白い苔のようなものがみられる

次の症例を見てください．喫煙者の61歳男性の，義歯を外した後の上顎粘膜です（図2-①）．3|3に根面板が装着されていますが，根面板周囲にプラークが付着しています．さらに，硬口蓋から軟口蓋にかけて白苔が認められます．白苔をガーゼで拭うと容易に取れ，少量の出血がみられる部位がありましたが，疼痛はありませんでした．また，上顎に装着されている総義歯には，義歯後縁の軟口蓋に白苔が認められました（図2-②）．

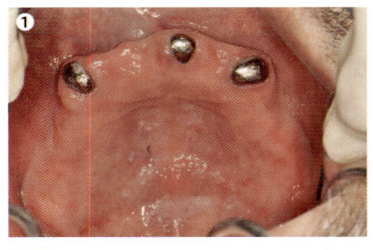 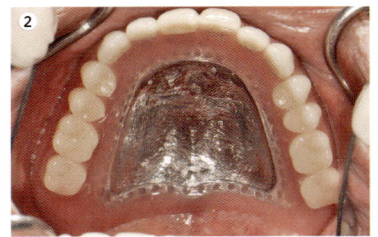 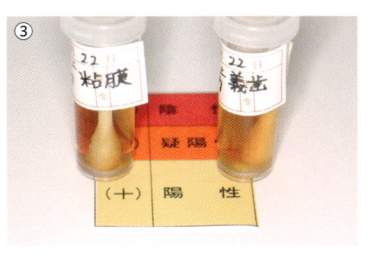

図2 急性偽膜性口腔カンジダ症

①61歳男性（喫煙者）．義歯を外した後の上顎粘膜．3|13 に根面板が装着されているが，根面板周囲にプラークが付着している．硬口蓋から軟口蓋にかけて白苔が認められる
②上顎に装着されている総義歯．義歯後縁の軟口蓋に白苔が認められる
③ストマスタットによる検査で，上顎粘膜，義歯内面ともに陽性．急性偽膜性口腔カンジダ症と診断した

　ストマスタットによる検査の結果，上顎粘膜，義歯内面ともに陽性でした（**図2-③**）．そこで，含嗽と義歯洗浄を実施することにしました．しかしこの後，患者さんは緊急入院され，来院が途絶えました．

　図2の症例は，口蓋粘膜に白苔があることから急性偽膜性口腔カンジダ症と診断しました．臨床で遭遇する頻度がもっとも高いのが，この急性偽膜性口腔カンジダ症です．通常は無症状ですが，白苔除去後の粘膜はびらんになり，接触痛を生じることがあるといわれています[1]．

口腔カンジダ症を見逃さず，対策を継続するために

　口腔カンジダ症が疑われた場合は，カンジダ菌検出のために，簡易試験でもよいので検査を行うべきです．それにより見逃すことも少なくなり，対策も立てやすくなると思います．

　しかし，今回の症例でも見ていただいたように，口腔カンジダ症は，全身状態や免疫におおいに影響を受けます．そのため，問診などを行い，口腔内だけでなく全身状態も把握する必要があります．また，含嗽も毎日2回以上行わなければ効果は上がりにくく持続しないので，継続のためには患者さんのコンプライアンスが重要になります．そのため，治療に対する患者さんの気持ちを確認することも大切です．

■ **参考文献**
1）河野憲司．真菌・ウイルス感染症．川辺良一・他 編．DHstyle増刊号 口腔内の病変・異常に気付く観察眼を養おう．デンタルダイヤモンド社；2013．P.60-3.
2）二宮一智．口腔カンジダ症．山根源之，草間幹夫 編．日本歯科評論 増刊2007 チェアーサイドで活用する最新・口腔粘膜疾患の診かた．ヒョーロン・パブリッシャーズ；2007．P.90-3.
3）山本共夫．あなたの歯はつるつるですか？ 口腔内カンジダ属の検討．デンタルダイヤモンド 2001；26：164-71.

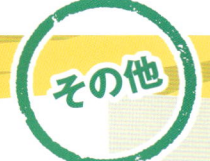

16章

舌圧痕を見逃さない
～上下歯列接触癖を疑おう～

舌圧痕を見逃さない

　舌は，口腔底の後部から前上方に突出する，粘膜で覆われた卵形の筋性器官で，非常に運動性に富んでいます．舌の上面を「舌背」，下面を「舌下面」，その移行部を「舌縁」といいます（図1）．舌は前方から「舌尖」，「舌体」，「舌根」の3部に区分されます．

　舌は本来，舌尖から舌縁にかけてスムーズに移行する形態をしていますが，舌圧痕などにより形態的に変化が生じる場合があります．本章では，舌の形態的な変化である舌圧痕を見逃さず，なぜそのような変化が起きたのか原因を探りたいと思います．

舌を咬んで血豆ができた

　まず，図2-① を見てください．66歳女性の患者さんです．前日の夕食時に舌の右側を咬んで血豆ができてしまい，すこし痛みがあるので診てほしいとのことで来院されました．どのような所見がみられるでしょうか．

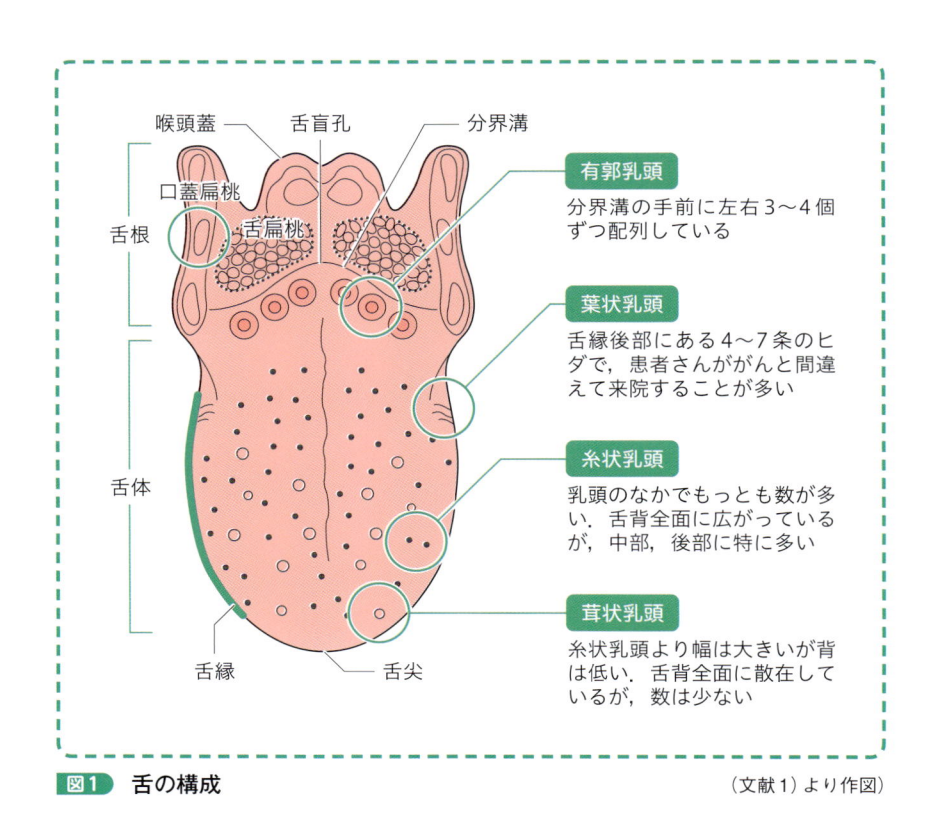

図1　舌の構成　　　　　　　　　　　　　（文献1）より作図）

舌体の舌縁に舌圧痕があり，⑥遠心舌側咬頭相当部にゴマ粒大の粘膜下血腫が認められましたが，それ以外に問題はみられません．疼痛は徐々に引いてきているそうです．

なお，咀嚼時に誤って舌などを咬んでしまうことを"誤咬"といい，「非機能時にあっても上下の歯が接触しつづける癖」，すなわちTCHがあると，咬筋や舌筋の疲労が起こり，食事などの際に舌や頬粘膜を誤咬することがあるといわれています[2]．

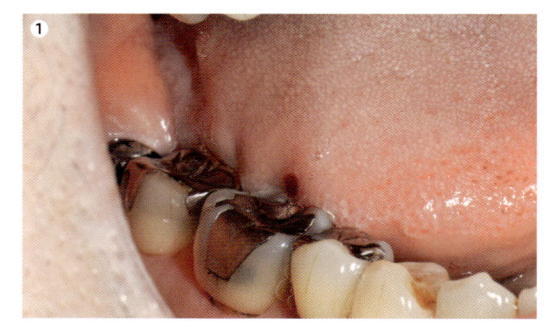

図2 舌圧痕

①66歳女性．舌体舌縁に舌圧痕がある．また，⑥遠心舌側咬頭相当部にゴマ粒大の粘膜下血腫が認められ，TCHを疑った

舌圧痕がみられたら

舌圧痕とは，舌尖から舌縁にみられる歯列の圧痕を指します．舌習癖やクレンチングによって生じるといわれ，TCHの場合にもみられることがあります[2]．しかし，舌圧痕があるからといって，必ずしもTCHがあるという証拠にはなりません．

TCHの判定[2]

TCHの有無を判定するためには，口の中の舌圧痕などの所見以外に，「TCHの問診票」「閉眼判定法」「行動診察法（歯列離開テスト，歯列接触テスト）」を併用します．

TCHの問診票

問診票では，机に向かって仕事や勉強をしているときなどに，上下の歯が接触しているかなどを質問します（**図3-①**）．

閉眼判定法

閉眼判定法（**図3-②**）では，患者さんに背筋を伸ばした状態で座ってもらい，眼を軽く閉じるように指示し，次に口唇も閉鎖してもらいます．そのうえで，「いま，どこかで咬んでいる，もしくは触れている上下の歯はありますか？　それとも離れていますか？」と質問します．患者さんからの回答で，いずれかの歯が接触していればTCHの可能性は高くなります．どの歯も接触していなければTCHはない，もしくは弱いと考えられます．

行動診察法（歯列離開テスト，歯列接触テスト）

行動診察法には，「歯列離開テスト」と「歯列接触テスト」があります（**図3-③**）．どちらも患者さんの上体を起こし，軽く眼を閉じ，口唇と歯列の閉鎖を指示します．次に，歯列離開テストでは歯列のみを離すように指示します（口唇を閉じて歯を離す）．離しているほうが楽であれば「TCHなし」，接触しているほうが楽であれば「TCHあり」と判定できます．

歯列接触テストは，上下の歯列を接触させたままの状態にします（口唇を閉じて歯をつける）．20秒経っても疲労感がなく続けられそうであれば「TCHあり」，10〜20秒で疲労感があったり，歯を離したくなるようなら「TCHなし」と判定します．

❶TCHの問診票

Q1. 机に向かって仕事や勉強をしているとき，また，集中して何かをしているとき，上下の歯は接触していますか（取り外しできる入れ歯をお使いの方は入れ歯を入れた状態でお考えください）．
　　　0　いいえ　　　　　　1　たまに　　　　　2　しばしば　　　　　3　いつも

Q2. 接触していると思う方のみ，以下の質問にお答えください．どのようなときに，接触していますか．
　　1. 食事や会話するとき以外すべて　　　2. 集中しているとき
　　3. 疲れているとき　　　　　　4. イライラするとき
　　5. その他（　　　　　　　　　　　　　　　）

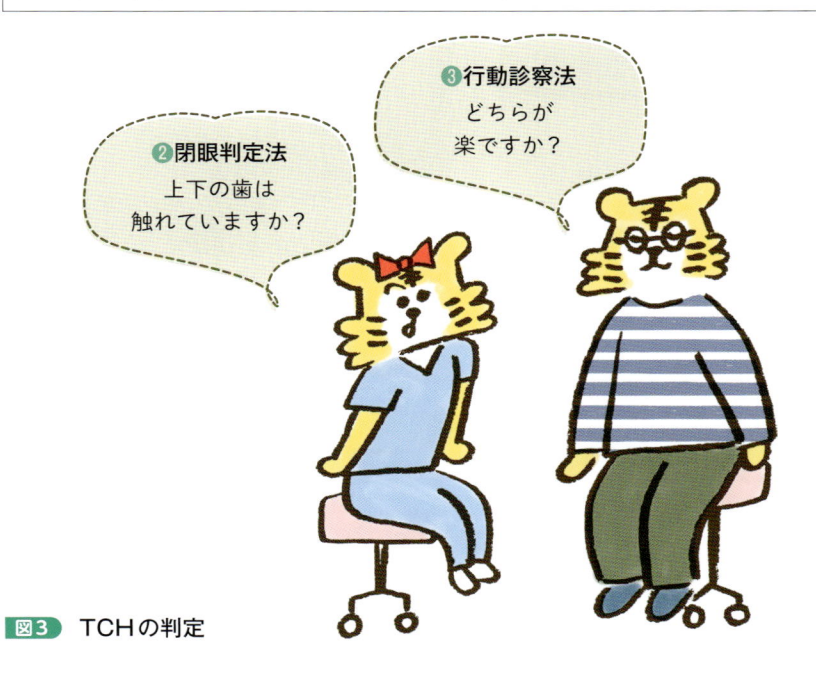

❷閉眼判定法
上下の歯は
触れていますか？

❸行動診察法
どちらが
楽ですか？

図3　TCHの判定

TCHの是正[3]

　TCHがあると判定した場合，TCH是正のために習慣逆転法という心理療法の一手法を用います．これは「動機づけ」「意識化訓練」「競合反応訓練」の3つのステップで行います（**図4**）．

ステップ1：動機づけ

　はじめに，どのような行動が問題なのかを知ってもらいます．つまり，患者教育です．患者さんには，「通常，上下の歯は離れているものです．歯を接触させる行動は，1日のなかで17分程度しかないのが通常で，それ以上になると，必要以上に口腔周囲の筋肉を使っていることになり，身体によくありません」と説明します．患者さんに行ってもらうことは，「咬筋と側頭筋に触れさせ，咬む，離すを繰り返してもらい，そのときに筋が収縮していることを確認してもらうこと」です．

ステップ2：意識化訓練

　ステップ2では，「歯を離す」と書いた貼り紙（リマインダー）などを使って，日常生活のなかで無意識のうちに行っているTCHに気づいてもらいます．リマインダーはよく目にする場所，10カ所以上に貼ってもらいます．

ステップ3：競合反応訓練

　リマインダーによって日常生活のなかのTCHに気づいたら，心身をリラックスさせるよう指導します．歯が接触していた場合は，患者さんに「まず，歯をグッと咬み締めながら，鼻から大きく息を吸い込み，それに合わせて両肩を上げる．次に，一気

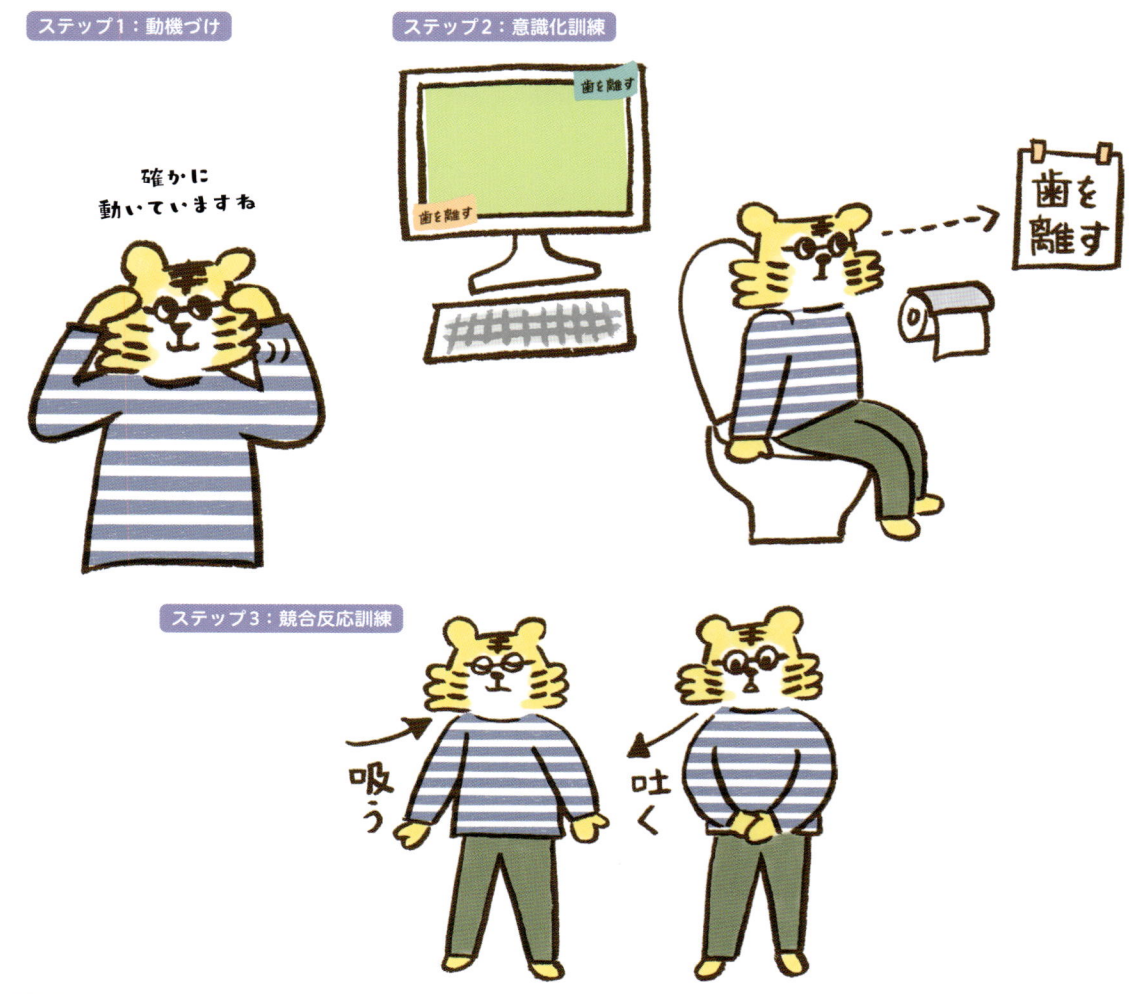

図4 TCH是正のための3つのステップ

に息を吐き出しながら，肩を落として力を抜く」という動作を1回だけ行ってもらいます．

＊＊＊

TCH是正の効果を上げるためには，この1～3のステップを確実に行うことが大切です．さらに，ステップ2と3を繰り返すことで，リマインダーがなくても上下の歯の接触に気づけるようになります．それにより歯を離開させることができ，接触時間が減っていきます．

症例（図2）のつづき

はじめに紹介した図2の症例に戻ります．問診票による確認に加え，閉眼判定法，歯列離開テスト，歯列接触テストを行い，「TCHあり」と判定しました．さらに，TCHの症状の1つとして考えられている舌の誤咬があるので，TCHリスク簡易分類法[4]（表）から，リスクは3aでTCHの是正が必要と判断したため，患者さんの同意を得て，TCHの是正（図4）を行うことになりました．

図2-①より半年後（67歳），普段，歯が触れていることを意識するようになり，舌の誤咬はしなくなったものの，いまだ舌圧痕が認められます（図2-②）．

さらに半年後，舌圧痕も減ってきました．TCH是正のステップを繰り返したこと

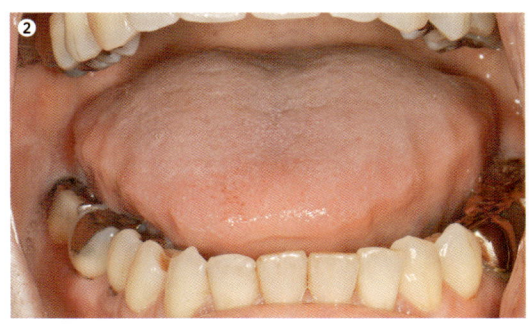
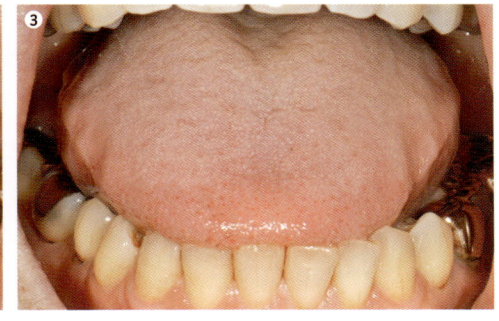
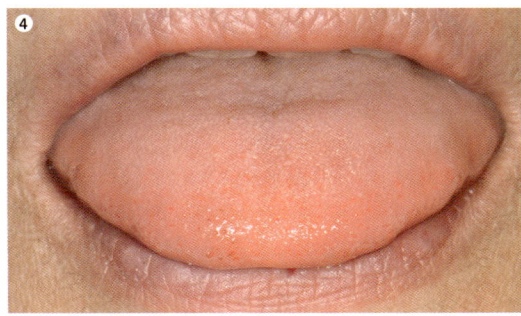

図2 舌圧痕（つづき）

②①より半年後（67歳）．普段，歯が触れていることを意識するようになり，舌の誤咬はしなくなったものの，依然として舌圧痕が認められる

③①より1年後，舌圧痕は目立たなくなった．TCH是正のステップを繰り返すことで，歯の接触に気づく頻度が増えてきたとのこと

④①より1年半後（68歳），舌圧痕はほとんどみられなくなった．あまり意識することなく，自然に歯を離しているとのこと

表 TCHリスク簡易分類法（リスク分類と対応）[4]

TCHリスク	顎関節症/咬合違和感	口腔内トラブル	歯列離開	歯列接触	対応
1	－	－	－	－	現時点で問題なし．必要ならTCHの説明のみ行う
2	－	±	－	＋	症状に応じてTCHの是正を検討
3a	－	＋	＋	＋	治療に際してTCHの是正が必要
3b	＋				顎関節症・咬合違和感の治療を優先

顎関節症や咬合違和感のある患者さんは，TCHの有無にかかわらず，まず症状や違和感を緩和する必要がある．それらの症状がある場合，症状への対応を優先するため，ほかの評価の項目は"／"とする．したがって，顎関節症や咬合違和感などのTCHの影響の強い専門疾患は，最初に3bとして除外する

で，歯の接触に気づく頻度が増えてきたそうです（図2-③）．

　図2-①より1年半後（68歳），舌圧痕はほとんどみられなくなりました．あまり意識することなく，自然に歯を離しているそうです（図2-④）．

頰粘膜圧痕を見逃さない

　頰粘膜圧痕とは，臼歯部咬合平面相当部の頰粘膜にみられる歯列の圧痕です．不適切な咬合関係やクレンチングなどによって生じるといわれています[5]．頰粘膜圧痕も舌圧痕と同様にTCHの場合にみられることがありますが[2]，それを確証するものではありません．

　図5は51歳女性の口腔内写真ですが，左側臼歯部を挟んで頰粘膜と舌に圧痕が認められます．

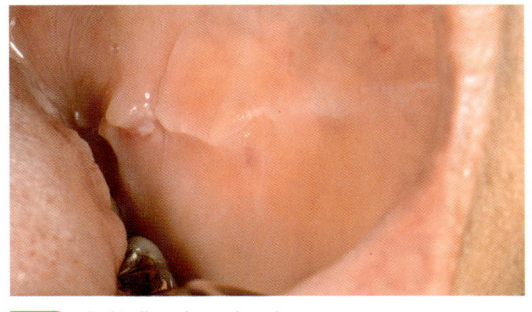

図5 頰粘膜圧痕と舌圧痕

51歳女性．左側臼歯を挟んで頰粘膜圧痕と舌圧痕があり，TCHが疑われる

下顎隆起を見逃さない

下顎隆起は骨隆起の1つです[6]．好発部位は下顎小臼歯部舌側で，半球状で両側性に現れ，舌側隆起ともよばれます．女性に多く，40歳以降にみられることが多いといわれています．原因は不明とされていますが，過剰な咬合負担に起因する反応性骨増生とみなされています．一方で，TCHによって発生する持続的な弱い力によるという説もあり，歯の咬耗や歯根破折などもTCHに起因するといわれています[4]．

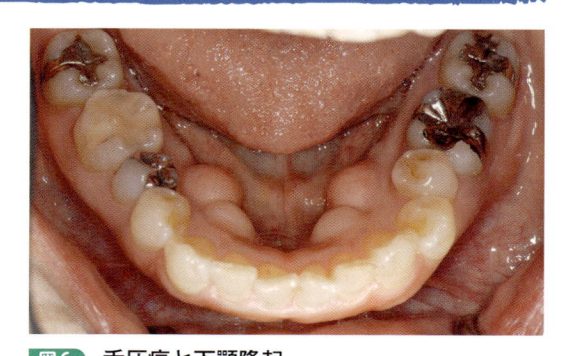

図6　舌圧痕と下顎隆起
40歳女性．舌圧痕とともに小臼歯部舌側に両側性に球状の下顎隆起が2カ所ずつ認められ，TCHが疑われる

図6は，40歳女性の下顎咬合面観です．舌圧痕とともに，小臼歯部舌側に両側性に球状の下顎隆起が2カ所ずつ認められます．

アフタ性口内炎を見逃さない

TCHに関連する症状として，舌などの軟組織にできるアフタ性口内炎などがあげられます．アフタは口唇，歯肉や頬粘膜，舌などに，円形あるいは楕円形の浅い潰瘍ができる病変で，原因は不明です．しかし，TCHがある場合，たえず舌や頬粘膜が口蓋や上下歯列に押しつけられている結果，舌に圧痕がつきやすくなり，粘膜表面の血流が減少する可能性があります．それにより，舌表面が荒れ，傷つきやすくなるという機序が考えられます[5]．

図7-①は，舌尖にできた口内炎が痛いとのことで来院された，51歳女性の口腔内写真です．舌尖右側の舌圧痕に一致してアフタ性口内炎が認められたため，TCHの可能性について説明しました．1週間後，口内炎は消退していました（図7-②）．

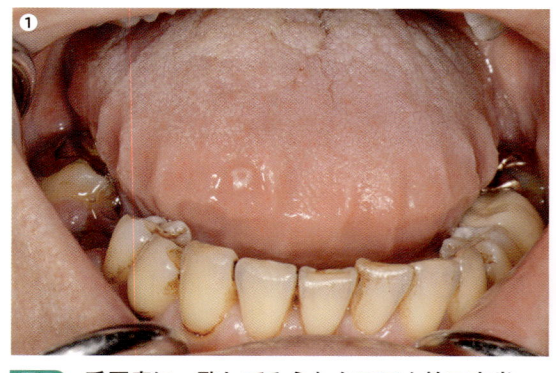 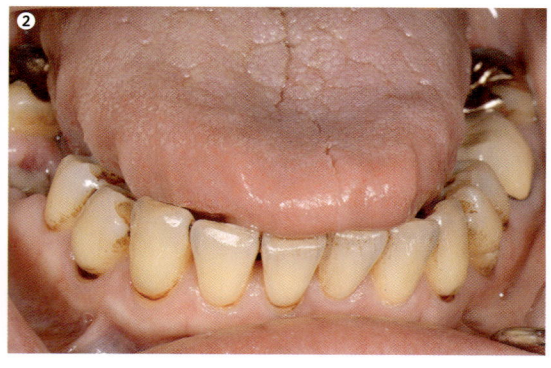

図7　舌圧痕に一致してみられたアフタ性口内炎
①51歳女性．舌尖右側の舌圧痕に一致してアフタ性口内炎があり，TCHが疑われる
②1週間後．口内炎は消退していた

地図状舌を見逃さない

　地図状舌は，さまざまな大きさの円形あるいは半円形の肥厚した白色斑と赤色斑が，舌背から舌縁にかけて不規則に生じる角化異常性・落屑性病変で，女性に多くみられます．多くは半年から数年にわたり病変の出現と消失を繰り返します[7]．原因は不明といわれていますが，症状の1つに舌圧痕があげられ，TCHとの関連性も考えられます．

　図8-①は49歳女性の患者さんで，舌圧痕とともに舌背から舌縁にかけて地図状舌が認められます．疼痛などの自覚症状はありません．TCHについて説明したところ，4カ月後，地図状舌と舌圧痕に多少の改善がみられました（図8-②）．

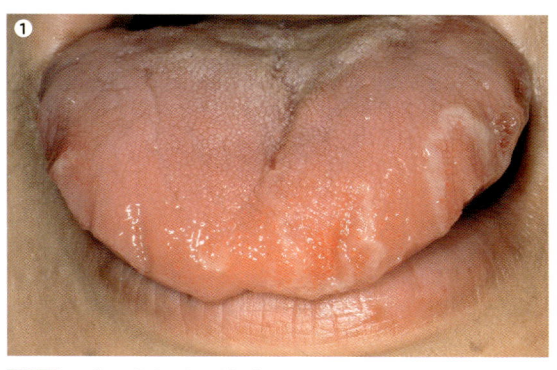
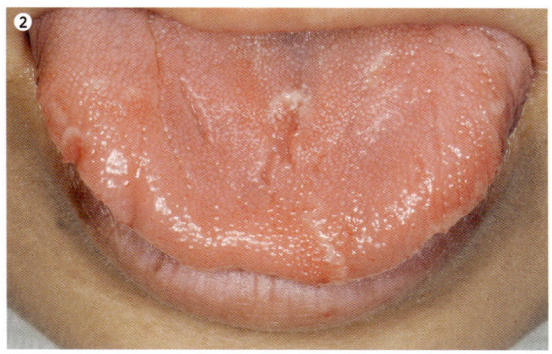

図8　舌圧痕と地図状舌

①49歳女性．舌圧痕とともに地図状舌が認められたが，疼痛などの自覚症状はない
②4カ月後．地図状舌と舌圧痕に多少の改善がみられた．これらの症状はTCHと関連する可能性がある

舌圧痕や頬粘膜圧痕をみつけたら，TCHを疑おう

　舌圧痕や頬粘膜圧痕が認められる場合，TCHが疑われます．実際にTCHが認められるかどうかは判定（図3）が必要です．TCHにはこのような判定と，是正のための患者さんの協力が不可欠です．そのため，患者さんと接する機会が多い歯科衛生士の役割は，今後ますます増え，さらに重要になると思います．

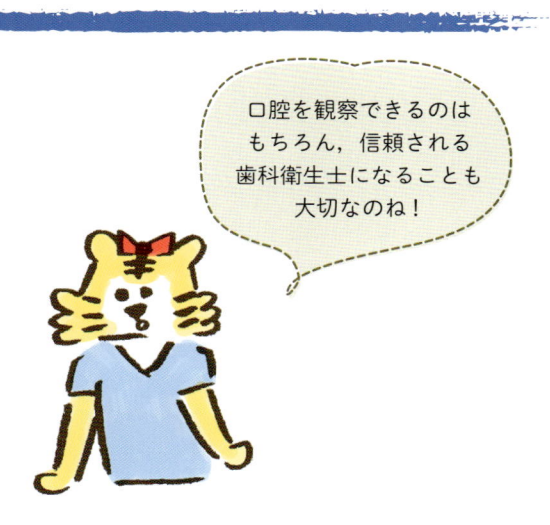

口腔を観察できるのはもちろん，信頼される歯科衛生士になることも大切なのね！

■ 参考文献

1）白砂兼光．あなたがみつける！口腔粘膜の異常①口腔粘膜の観察ポイント―正常と病変の鑑別．デンタルハイジーン 2023；43：11.
2）佐藤文明．TCHの正しい理解のためのQ&A．歯界展望 2018；131：242-80.
3）佐藤文明．あなたの患者さんの将来の顎関節症を防ごう！超入門 TCH指導．歯科衛生士 2013；37：46-57.
4）齋藤博之・他．TCHのコントロールを日常臨床に取り入れる．歯界展望 2013；122：704-9.
5）日本補綴歯科学会 編．歯科補綴学専門用語集 第4版．医歯薬出版；2015.
6）堀元隆司．骨隆起．川辺良一・他 編．DHstyle 増刊号 口腔内の病変・異常に気付く観察眼を養おう．デンタルダイヤモンド社；2013：24-7.
7）草間幹夫．地図状舌．山根源之，草間幹夫 編．日本歯科評論 増刊2007 チェアーサイドで活用する最新・口腔粘膜疾患の診かた．ヒョーロン・パブリッシャーズ；2007．P.98-9.

唾液減少を見逃さない

　近ごろ，患者さんの口腔内を観察すると，「唾液が減って，齲蝕が増えたな（酸蝕傾向があるな）」と感じることや，「口が乾いて食事がしにくい」「入れ歯が入れられない」と訴える患者さんが多くなってきたように思います．そうした患者さんは，皆さんの医院にも多くいらっしゃるのではないでしょうか？

　本章では，唾液減少を見逃さないために，唾液の測定方法を取り上げます．

口が乾いている？

　まず，**図1-①**の症例を見てください．64歳男性の正面観です．どのような所見が認められますか？

　患者さんは2年ほど前に，舌根を含む中咽頭癌のため，大学病院で半年ほどかけて，放射線療法と化学療法を受けました．手術は行っていません．退院後，唾液が出なくなったと感じるようになり，それから齲蝕が多発するようになったそうですが，そのときは唾液量の測定はしていませんでした．口腔内を見ると，右側舌後方に口峡がみられ，その後ろに咽頭後壁が直視できます．舌背の舌乳頭は萎縮し，舌表面は平坦化しています．唾液は下顎前歯唇側歯頸部に気泡状になって少量認められるのみでした．このことからもわかるとおり，舌乳頭が萎縮し平坦化した舌では，口腔内に水分を貯めることが難しいため，歯科治療時には配慮しなければいけません．歯面にプラークはあまり付着していませんが，2|遠心には齲蝕による実質欠損がみられます．また，3|切端は酸蝕により歯質を喪失しています．さらに，5|や6|，4|の歯頸部には初期の根面齲蝕が認められます．こうした齲蝕や酸蝕の多発から，唾液を測定する必要があると考えました．

　測定方法を確認する前に，まずは唾液について復習してみましょう．

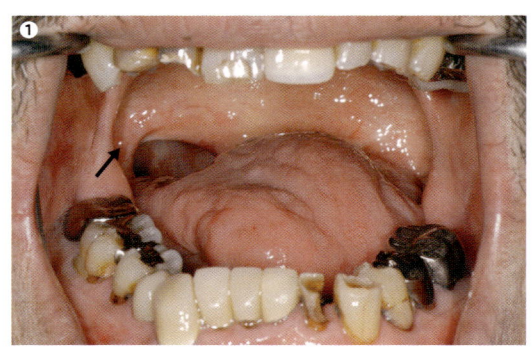

図1　**放射線療法および化学療法を行った中咽頭癌患者**

①64歳男性．正面観．右側舌後方に口峡（矢印）がみられ，その後ろに咽頭後壁が直視できる．舌背の舌乳頭が萎縮し，舌表面は平坦化している．唾液は下顎前歯唇側歯頸部に気泡状になって少量認められるだけである．歯面にプラークはあまり付着していないが，2|遠心には齲蝕による実質欠損がみられる．3|切端は酸蝕により歯質が喪失している．5|や6|，4|の歯頸部に初期の根面齲蝕が認められる

唾液についてのおさらい

唾液の機能と減少によるリスク

唾液のおもな機能として，「潤滑作用」「抗菌作用」「緩衝作用」「再石灰化作用」「浄化作用」「消化作用」「味覚作用」などがあります．これらの機能が正常に働くことで，口腔内環境を健全に保つことができます．そのため，唾液の果たす役割はきわめて重要であるといえます．この唾液がなんらかの原因で減少すると，齲蝕や酸蝕などの歯に対する疾患のリスクを高めるだけでなく，味覚，摂食，嚥下そして会話などに大きな影響を及ぼし，QOLの低下にもつながります[1]．

唾液腺機能低下症〜口腔内乾燥症と唾液分泌低下〜

唾液減少は「唾液腺機能低下症(Salivary Gland Hypofunction)」とよばれ，これは「口腔内乾燥症(Xerostomia)」と「唾液分泌低下(Hyposalivation)」に分類されます[2]．

「口腔内乾燥症」とは，患者さんが主観的に口腔内が乾いたと感じるもので，口腔機能が著しく障害されます．

一方の「唾液分泌低下」とは，客観的に唾液分泌量を計測したもので，安静時唾液が0.1 mL/分以下かつ刺激唾液が0.7 mL/分以下の場合を指します．したがって，口腔内乾燥症と唾液分泌低下が同時に認められる場合もありますが，どちらか一方のときもあります．

唾液減少の要因（刺激唾液と安静時唾液）

「刺激唾液」とは，咀嚼や酸味などにより分泌される唾液です．「安静時唾液」とは，睡眠中など刺激のない状態で分泌される唾液です．

刺激唾液の減少は，放射線療法などによる唾液腺の損傷，あるいはシェーグレン症候群，糖尿病，C型肝炎などによる大唾液腺の障害が原因で生じます．また，安静時唾液の減少は，生活習慣による脱水，投薬，仕事や運動などが原因で起こるといわれています[1]．したがって，唾液腺と関係するのが「刺激唾液」であり，生活要因に関連するのが「安静時唾液」です．

そのため，刺激唾液測定も重要ですが，日常生活と関係する安静時唾液を検査することは，口腔内の状態を確認するうえで必要不可欠です．さらに，酸蝕のリスクを把握する一助にもなります．

刺激唾液分泌量の測定

刺激唾液分泌量の測定はチェアサイドで行います．座位で味のないガムやパラフィンワックスなどを5分間噛んでもらい，分泌した唾液をカップに採取し計量し，1分間あたりに換算します[2]（**図2**）．0.7 mL/分超が「正常」です．

安静時唾液の検査

通常，安静時唾液分泌量は患者さんをユニットに座らせ，カップの中に15分間唾液を受動的に吐き出させて測定しますが，この測定法は時間がかかるため，患者さんの身体的

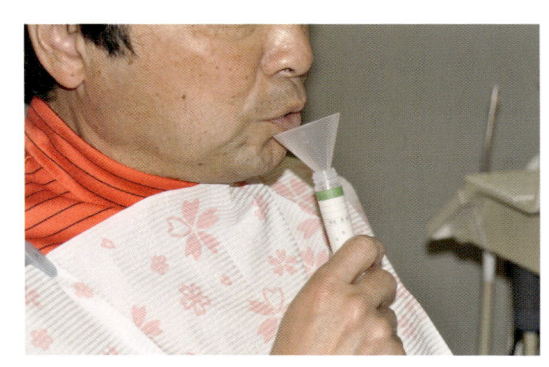

図2　刺激唾液分泌量の測定
座位で5分間，刺激唾液を採取　　　　（文献2）より転載）

負担が大きくなります.

　簡便な方法として，Walshの下唇反転試験が知られており，この検査では，安静時唾液について「分泌量」「粘性」「pH」の3項目を評価します[3]．今回は，安静時唾液をpH試験紙の上に滴下して測定する「pH」以外の，直接観察できる「分泌量」と「粘性」について説明します．なお，検査にあたり，患者さんをユニットに誘導して開始しますが，食事による一時的な唾液分泌量の変化を避けるため，食後1時間程度は経過してから行うように注意します.

Walshの下唇反転試験

分泌量の測定

　まず，下唇内面の粘膜表面に残存する水分をガーゼなどで軽く拭き取った後（図3-①）に，小唾液腺である口唇腺から唾液が分泌されるのを60秒間目視します．60秒以内に分泌が確認されれば「正常」と判定します（図3-②）．このとき，下唇にガーゼなどを置くと，分泌滴が確認しやすくなります（図3-③）．なお，60秒以内に分泌が認められない場合は，「正常値範囲外」と判断します．この場合，水分の摂取不足や体液量の減少を促進する紅茶・コーヒーといったカフェインを含む飲み物，またはアルコールなどの過剰摂取を疑います.

粘性の確認

　粘性は，口腔底の安静時唾液の状態を観察し，気泡が多く含まれているかどうかで

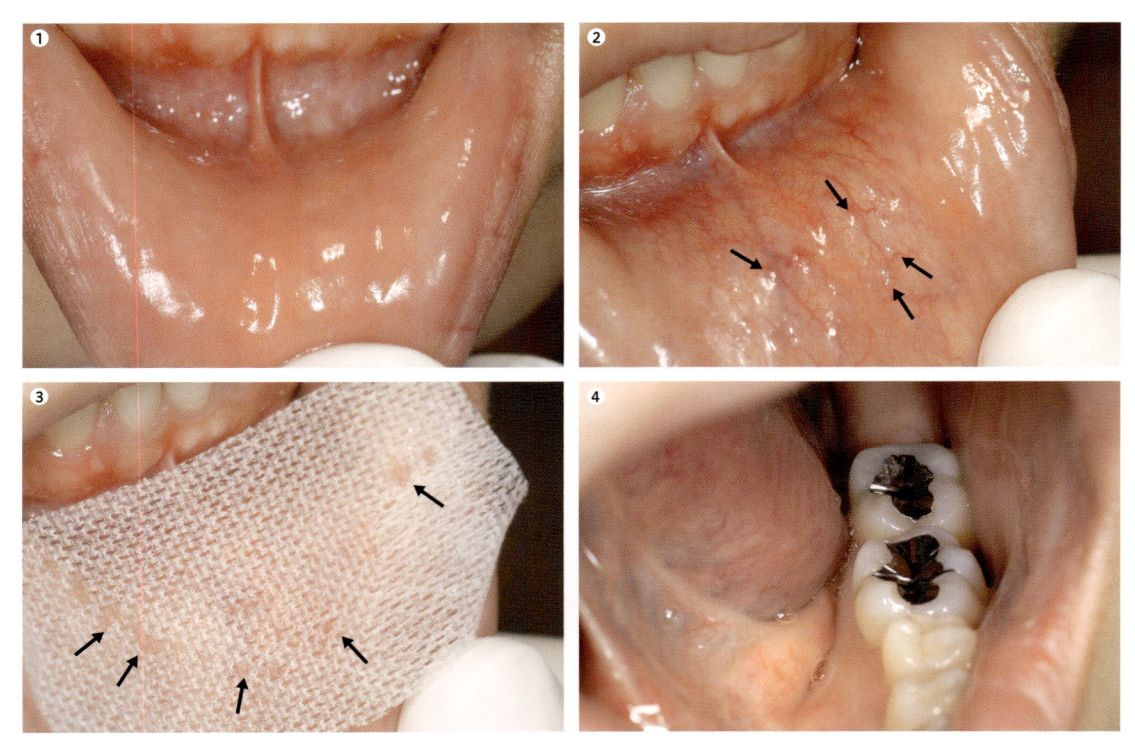

図3　健常者における安静時唾液分泌量を測定するためのWalshの下唇反転試験

①下唇内面の粘膜表面に残存する水分をガーゼなどで軽く拭き取ったところ
②小唾液腺である口唇腺から唾液が分泌されるのを60秒間目視．60秒後，多数の分泌滴（矢印）が認められたため，「正常」と判定した
③下唇にガーゼなどを置くと分泌滴（矢印）を確認しやすい
④安静時唾液の粘性については，口腔底の安静時唾液の状態を観察する．安静時唾液は，粘性が低くサラサラし，透明で水分量が多い．本症例の唾液腺機能は「正常」と判断

（文献1）より転載）

確認します．唾液分泌機能が正常な場合は透明で水分量が多いのですが[1]（図3-④），正常でなくなると，気泡がみられ粘性も高くなります．

「安静時唾液の粘性が低く，透明で水分量が多い（唾液腺機能が正常）」「気泡が多く粘性がある（唾液腺機能が低い）」「表面が泡状になり白濁しており非常に粘性が高い（唾液腺機能がかなり低い）」の，3段階で評価します．

唾液の測定結果は？

はじめの症例に戻ります．測定の結果，刺激唾液分泌量は0.7 mL/分で「唾液分泌量低下」と評価しました．放射線療法による唾液腺の損傷が原因と思われます．

安静時唾液分泌量は，下唇内面粘膜から60秒以上経っても分泌が認められないので，「正常値範囲外」と判断しました（図1-②）．問診から，水分の摂取不足が原因と考えられました．

さらに，右側舌下部の唾液が気泡状であったことから，安静時唾液の粘性が高くなっていることが確認され，「唾液腺機能がかなり低い」と評価しました（図1-③）．

初診時，4+4 は残存していましたが（図1-④），徐々に齲蝕が進行したため，大学病院に2 の抜歯を依頼しました．初診から2年半後（67歳），下顎切歯を喪失し，3|4 は残根になり，3 遠心に齲窩が認められました（図1-⑤）．

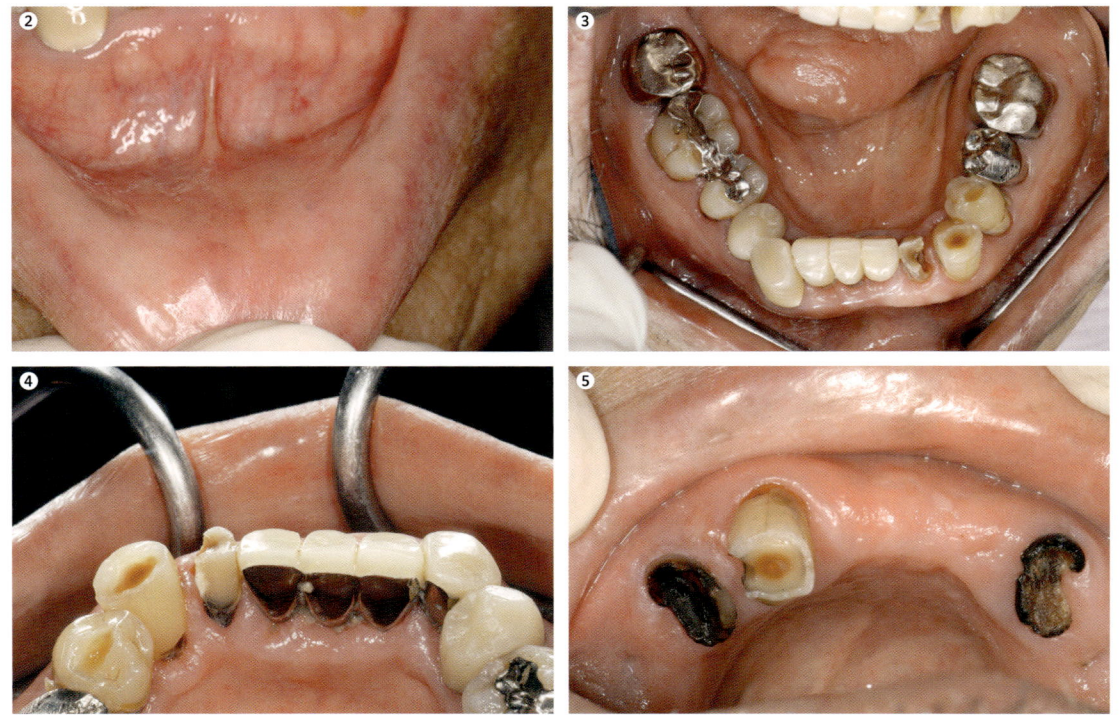

図1　放射線療法および化学療法を行った中咽頭癌患者（つづき）
②下唇内面粘膜から60秒以上経っても分泌が認められないため，安静時唾液分泌量は「正常値範囲外」と判断した
③右側舌下部に唾液が気泡状に認められ，安静時唾液の粘性が高くなっていたため，「唾液腺機能がかなり低い」と評価した
④初診時の舌側面．4+4が残存していた
⑤初診から2年半後（67歳），下顎切歯を喪失し，3|4 は残根になり，3 遠心に齲窩が認められた

唾液が減少している場合の対処法

　安静時唾液に問題がある場合の対応策は，飲料などの生活要因の改善が第一選択になります．カフェインやアルコールの摂取をできるだけ控え，水分を補給します．大唾液腺に異常がないと考えられる場合，刺激唾液分泌を促進するためガムの咀嚼を勧めます．また，長期にわたって唾液分泌量に改善がみられない場合は，口腔湿潤ジェルを応用します[1]．

　一方，口腔乾燥症の対応として，歯とともに口腔粘膜を清潔に保つための口腔粘膜の器質的ケア以外に，水分補給，口腔乾燥を引き起こす薬剤の中止や減量，唾液分泌を促進する薬剤の使用，生活習慣や体質の改善，そして唾液腺のマッサージがあります[2]．

　今回提示した症例への対策としては，口腔粘膜の器質的ケア以外に，カフェインを含む飲料を控え，十分な水分を補給することや，刺激唾液分泌を促進するためのガム咀嚼を勧めました．そして，フッ化物洗口とともに口腔湿潤ジェルも応用しましたが，継続が難しく唾液量もさらに減少し，齲蝕の進行は止まりませんでした．

唾液減少を見逃さないために

　口腔内環境を健全に維持するうえで，唾液が重要な役割を果たしています．しかし，さまざまな要因で唾液分泌が不十分になると，口腔清掃状態が良好でない患者さん，特に高齢者の場合，齲蝕，酸蝕および口腔カンジダ症のような口腔疾患のリスクが増加します．

　口腔内検査時にミラーが粘膜に貼りつきやすい場合や，義歯装着患者で装着時に疼痛がある場合なども唾液が減少している可能性があります．そうしたとき，今回ご紹介した種々の唾液測定ができると，実際の状態が把握しやすくなります．

　唾液減少を見逃さないために，刺激唾液分泌量の測定や安静時唾液の検査を口腔内検査のルーチンワークの一部にする必要が，今後ますます高まると思われます．皆さんもぜひ唾液に目を向け，減少していないか確認するようにしましょう．

■ 参考文献
1）景山正登．安静時唾液に着目したカリエスリスク判定とその対応．歯界展望 2007；110：41-9.
2）景山正登．口腔ケアの実践．泉福英信 編．デンタルスタッフの口腔衛生学・歯科衛生統計．医歯薬出版；2018．P.159-80.
3）Walsh LJ. Preventive dentistry for the general dental practitioner. Aust Dent J 2000; 45: 76-82.

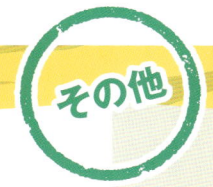

18章

シェーグレン症候群を見逃さない

口腔症状と関連する全身疾患があります．現れた口腔症状から全身的変化を推測することは，全身疾患などを見逃さないことにつながります．そこで本章では，唾液分泌低下による口腔乾燥症の原因疾患として，歯科でも注意が必要な「シェーグレン症候群」を取り上げます．

口が乾いて，目も乾く

まず図1-①を見てください．71歳女性の下顎咬合面観です．どのような所見が認められるでしょうか？

患者さんは3カ月前に，「口と目が乾く」と訴えられたので，大学病院の口腔外科を紹介しました．検査の結果，シェーグレン症候群と診断されました．下顎前歯切縁は酸蝕により歯質を喪失し，中切歯，側切歯は左右とも切縁に齲蝕が発症しています．4 近心頬側面も酸蝕により歯質が喪失しており，遠心頬側面に齲蝕が認められます．

さらに，舌を見てみると，舌背の舌乳頭が萎縮し表面は平坦化しています．口腔底には安静時唾液が認められず，唾液分泌機能が非常に低いと判断しました．安静時唾液分泌量は，60秒以上経っても下唇内面粘膜から分泌滴の発生が認められないので，「正常値範囲外」としました（図1-②）．刺激唾液分泌量は0.1mL/分と，基準となる0.7mL/分以下なので，「唾液分泌低下」と評価しました（➡ 17章）．

図1-③は，3年半後の74歳のときの下顎前歯舌側面です．両側犬歯切縁の酸蝕は

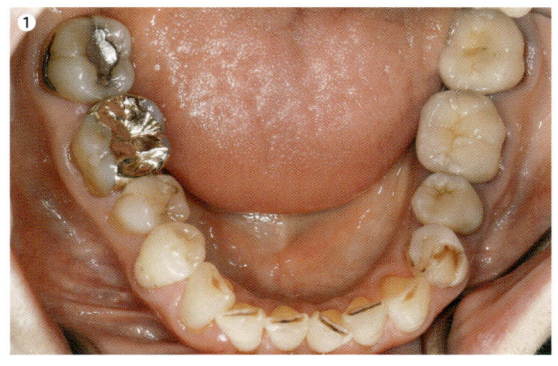
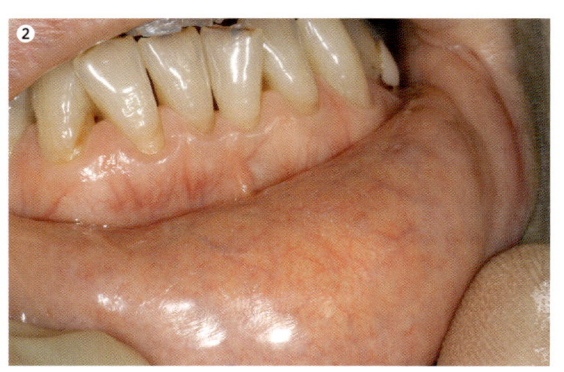

図1　シェーグレン症候群患者

①71歳女性の下顎咬合面観．下顎前歯切縁は酸蝕により歯質を喪失している．中切歯，側切歯は左右とも切縁に齲蝕が発症している．4 近心頬側面も酸蝕により歯質を喪失しており，遠心頬側面に齲蝕が認められる．舌背の舌乳頭が萎縮し表面は平坦化している．口腔底には安静時唾液が認められず，唾液分泌機能が非常に低いと判断した
②安静時唾液分泌量は，60秒以上経っても下唇内面粘膜から分泌滴の発生が認められないので，「正常値範囲外」とした

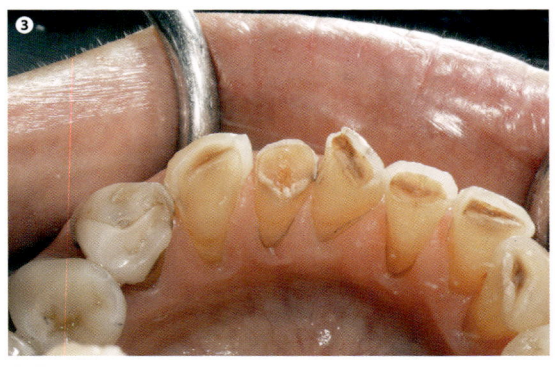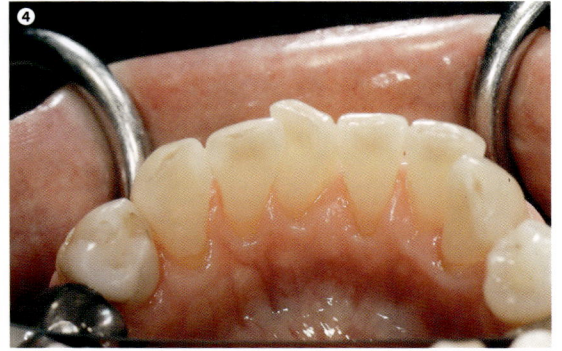

図1 シェーグレン症候群患者（つづき）

③3年半後の74歳時の下顎前歯舌側面．左右犬歯切縁の酸蝕は進行し，実質欠損が大きくなっている．2 の切端寄りの歯質が軟化し，歯冠が一部崩壊している．21|1 の切縁舌側の歯質も齲蝕により欠損している

④①の5年前，66歳時の下顎前歯舌側面．切縁の歯質が酸蝕によりわずかに喪失しているが，齲蝕は認められなかった

進行し，実質欠損が大きくなっています．2 の切端寄りの歯質が軟化し，歯冠の一部が崩壊しています．21|2 の切縁舌側の歯質も齲蝕により欠損しています．

刺激唾液分泌量は0.1mL/分以下で，安静時唾液分泌量も「正常値範囲外」でした．安静時唾液も刺激唾液も減少していたため，唾液分泌機能が低下していると判断し，定期来院で口腔内の状態をチェックしながら，プラークコントロールを維持することにしました．フッ化物は洗口剤も含め積極的に活用し，口腔内の保湿のためジェルなどを使用していましたが，齲蝕の進行は防げませんでした．

図1-④は図1-①の5年前，66歳のときの下顎前歯舌側面です．酸蝕により切縁の歯質をわずかに喪失していますが，齲蝕は認められませんでした．このとき刺激唾液分泌量は0.8mL/分で，安静時唾液も問題ありませんでした．

シェーグレン症候群は，歯を含めた口腔の形態や機能に強く影響を及ぼすことがわかりました．

シェーグレン症候群とは

次にシェーグレン症候群について概説します．シェーグレン症候群は「涙腺や唾液腺を標的とする臓器特異的自己免疫疾患であるが，自己抗体や多彩な全身性病変を呈する全身性自己免疫疾患でもある」とされ[1]，わが国には約50〜100万人の患者がいると推定されています[2]．男女比は約1：15と女性に圧倒的に多く，50歳代の更年期前後の女性に好発するという特徴があります．

シェーグレン症候群の診断基準として，わが国では1999年改訂診断基準が用いられています．詳細は既報[1]に譲りますが，口腔，眼，血清の検査から診断を行います．

シェーグレン症候群の分類[1]（図2）

シェーグレン症候群は病型から，ほかの膠原病の合併がみられない「一次性シェーグレン症候群」と，全身性エリテマトーデスや関節リウマチなどの膠原病に合併する「二次性シェーグレン症候群」に分類されます．さらに，一次性シェーグレン症候群は病変が涙腺，唾液腺などの腺性症状に限局する「腺型シェーグレン症候群」と，病

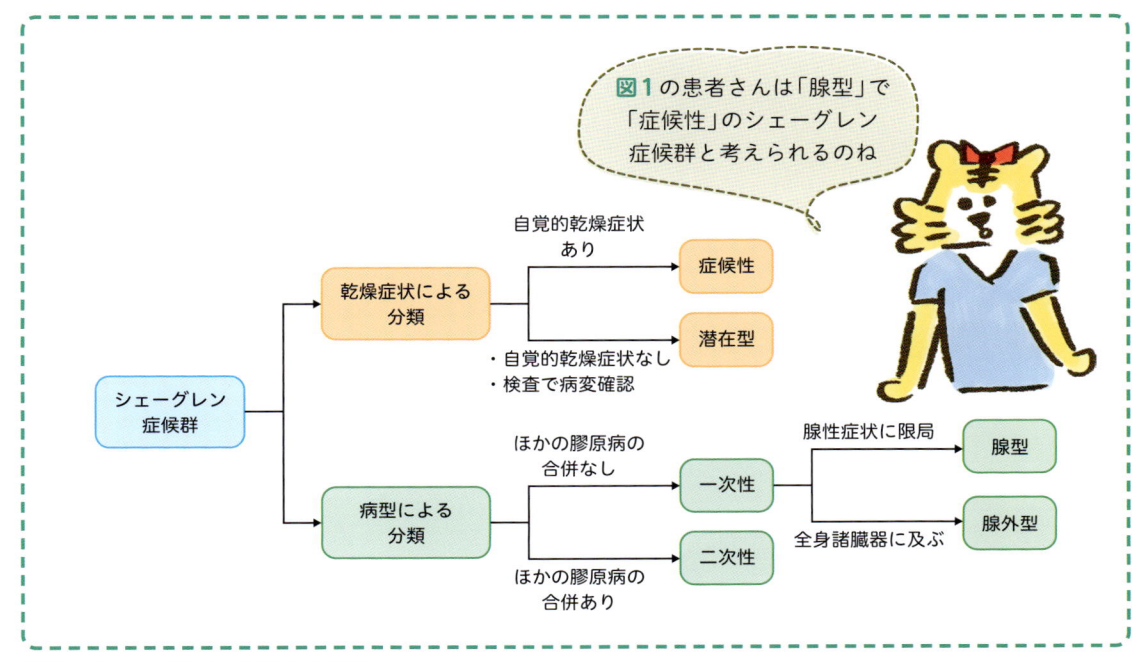

図1の患者さんは「腺型」で「症候性」のシェーグレン症候群と考えられるのね

図2 シェーグレン症候群の分類

変が腺性症状のみならず全身諸臓器に及ぶ「腺外型シェーグレン症候群」とに分けられます.

　シェーグレン症候群は，病型のほかにも乾燥状態の有無により，自覚的乾燥症状がある「症候性シェーグレン症候群」と，自覚的乾燥症状を欠くものの，舌の乾燥などの口腔乾燥状態，唾液腺腫大や腺外症状を認め，検査により涙腺や唾液腺の病変が証明される「潜在型シェーグレン症候群」に分けられます.　図1の症例は，腺型で症候性のシェーグレン症候群と考えられます.

関節リウマチに合併する二次性シェーグレン症候群の場合

　次に，図3の症例を見てください.　図3-①は，75歳女性の下顎咬合面観です.　患者さんは数年前に，関節リウマチに合併する二次性シェーグレン症候群と診断されました.　口腔だけでなく目も乾燥し，手指および股関節に変形がみられます.

　両側臼歯部と ③ は補綴処置がなされています.　補綴がされていない下顎前歯切縁に酸蝕と齲蝕が認められます.

　舌背の舌乳頭が萎縮し，表面は平坦化しています.　舌下部に唾液が気泡状に認められ，安静時唾液の粘性が高くなっているので，唾液腺機能はかなり低いと評価しました.　安静時唾液分泌量は，下唇内面の粘膜表面から60秒以上経っても分泌滴の発生が認められないので，「正常値範囲外」としました（図3-②）.　刺激唾液分泌量は0.6mL/分で，「唾液分泌低下」と評価しました.　図3-③は下顎前歯舌側面です.　補綴歯以外の下顎前歯舌側面の齲蝕はレジン充塡されています.　プラークは付着しておらず，全顎的に歯周組織には問題は認められません.

　図3-④は15年前，シェーグレン症候群発症前の，患者さんが60歳のときの下顎前歯舌側面です.　歯頸部には歯石が少量付着していますが，根面には齲蝕は認められません.　酸蝕により切縁の歯質を若干喪失しています.　また，刺激唾液分泌量は1.0mL/分と問題ありませんでした.

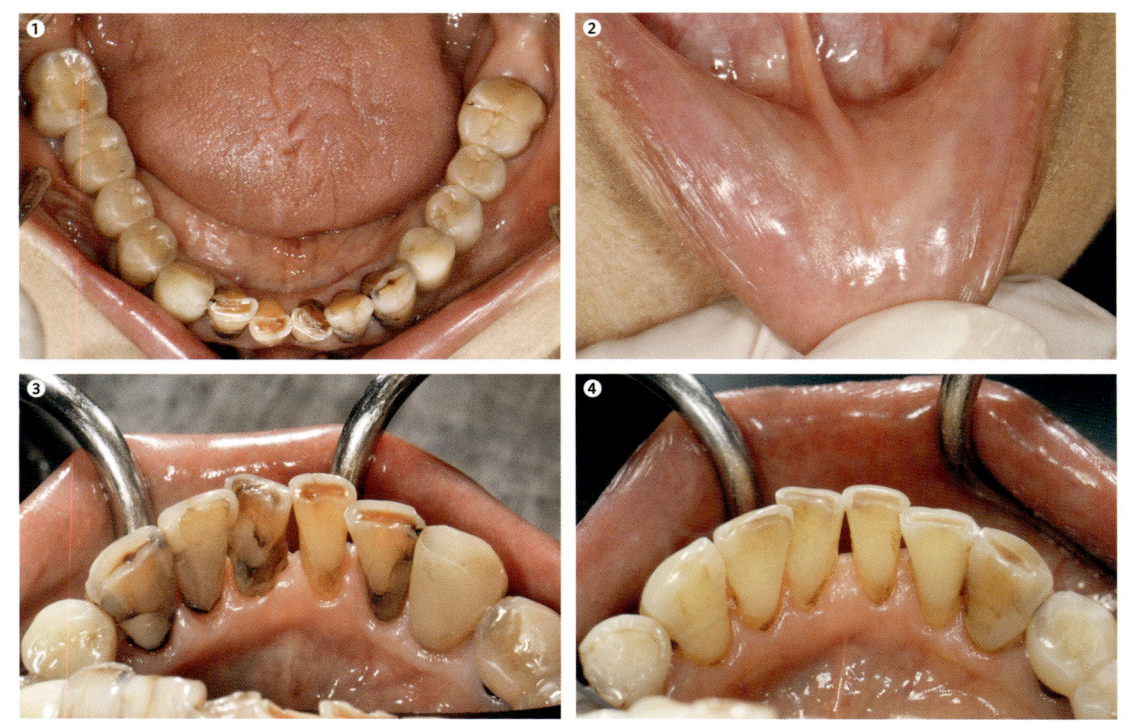

図3 関節リウマチに合併する二次性シェーグレン症候群患者

①75歳女性の下顎咬合面観．両側臼歯部と ③ は補綴処置がなされている．補綴がされていない下顎前歯切縁に酸蝕と齲蝕が認められる．舌背面の舌乳頭が萎縮し，表面は平坦化している．舌下部に唾液が気泡状に認められ，安静時唾液の粘性が高くなっている

②安静時唾液分泌量は，下唇内面の粘膜表面から60秒以上経っても分泌滴の発生が認められないため，「正常値範囲外」と判定

③下顎前歯舌側面．補綴歯以外の下顎前歯舌側面の齲蝕はレジン充填されている．プラークは付着しておらず，全顎的に歯周組織には問題はない

④15年前，シェーグレン症候群発症前の，患者さんが60歳のときの下顎前歯舌側面．歯頸部には歯石が少量付着しているが，根面には齲蝕は認められない．酸蝕により切縁の歯質は若干喪失している

　　二次性シェーグレン症候群で唾液が減少すると，齲蝕が発症しやすくなります．この症例では歯周組織に問題はありませんでしたが，歯周炎と関連する疾患として関節リウマチもあげられており，「関節リウマチを有する患者ではアタッチメントロスおよび歯の喪失が多い」といわれています[3]．したがって，関節リウマチの患者さんでは，齲蝕や酸蝕だけでなく歯周炎にも注意しなければなりません．

セルフケアが難しい

　　現在のところ，シェーグレン症候群に対する根治的治療方法はないため，唾液減少による口腔乾燥症状に対する対症療法が重要になります．患者さんのQOLの向上や合併症の予防のためには，積極的に口腔衛生指導や対症療法を行う必要があります．唾液分泌促進作用のある有効な薬剤として，セビメリン塩酸塩などが保険適応になっています[2]．

　　関節リウマチを合併している患者さんの場合，関節の痛みや腫れにより手指の動きが制限されることで，セルフケアが難しくなることがあります．そのため，電動歯ブラシを使用したり，手用歯ブラシの場合は患者さんがハンドルを持ちやすいように工夫します．

　　図4の症例は，関節リウマチを合併している二次性シェーグレン症候群の64歳女性の患者さんです．手指の関節が不自由で，歯ブラシのハンドルを握れませんでした．電動歯ブラシも使用しましたが，振動に耐えられず手用歯ブラシに変更しました

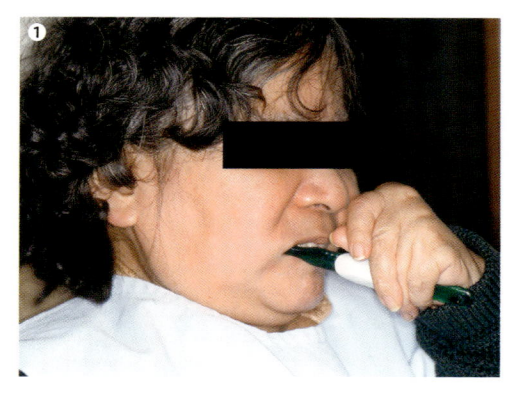

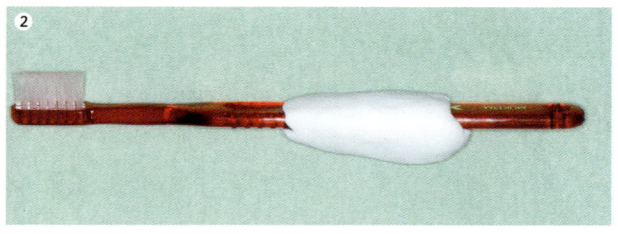

図4　関節リウマチによる二次性シェーグレン症候群患者（64歳女性）に対する工夫の例
①手用歯ブラシによるブラッシングの確認
②歯ブラシのハンドルを印象用シリコーンパテで握りやすくなるように工夫した

（**図4-①**）．そのとき，印象用シリコーンパテを使用して，歯ブラシのハンドルを握りやすく加工しました（**図4-②**）．

　また，関節リウマチでは，顎関節の痛みやこわばりから口が開けにくくなり，セルフケアが難しくなることもあるので，顎に違和感が生じていないか確認する必要もあります．

シェーグレン症候群を見逃さないために

　シェーグレン症候群などの全身疾患の場合，口腔外科や内科などと連携して治療に当たることも多くなるので，症状や変化を見逃さないためには，院外だけでなく院内のスタッフ間でも情報を共有する必要があります．乾燥した粘膜は傷つきやすく，疼痛を伴うこともありますので，患者さんにとって身近で，口腔内の異変に気づくことの多い歯科衛生士がきわめて重要な役割を果たすといえます．本章で学んだ知見を活用し，シェーグレン症候群に対応しましょう．

■ 参考文献
1）中林　透・他. 歯科医が知っておきたいアレルギー疾患と自己免疫疾患⑩シェーグレン症候群. 歯界展望 2007；110：719-27.
2）中村誠司. Sjögren症候群. 山根源之，草間幹夫 編. 日本歯科評論 増刊2007 チェアーサイドで活用する最新・口腔粘膜疾患の診かた. ヒョーロン・パブリッシャーズ；2007. P.170-1.
3）日本歯周病学会 編. 歯周治療の指針2015. 医歯薬出版；2016.

患者さんの変化を見逃さず，メインテナンスの大切さを伝えられる歯科衛生士になろう

最近，下顎前歯舌側に齲蝕ができるようになった

　本書では，齲蝕から始まり，全身疾患の影響が口腔に現れるケースを紹介することで，口腔内の変化を見逃さないための視点を養うこと，さらに，病気のサインやリスクを見逃さないために必要な検査がしっかり行えるようになることを目標にしてきました．この"見逃さない歯科衛生士"になるためのトレーニングも本章で終了です．

　本章では，これまでの総仕上げとして，患者さんを時系列で見ることで変化に気づいた症例を紹介します．

　図1-①は，初診から9年，補綴治療から8年経ち，3カ月に1回メインテナンスを行っている，83歳女性の患者さんの下顎前歯舌側面です．最近，下顎前歯舌側歯頸部に齲蝕ができるようになりました．メインテナンス来院時に，21|1舌側歯頸部に根面齲蝕がみつかりました．2|舌側遠心歯頸部は6カ月前のメインテナンス来院時にレジン充填を行っていました．

? ここで質問です．

質問1 なぜ，下顎前歯舌側歯頸部に齲蝕ができるようになったのでしょうか？

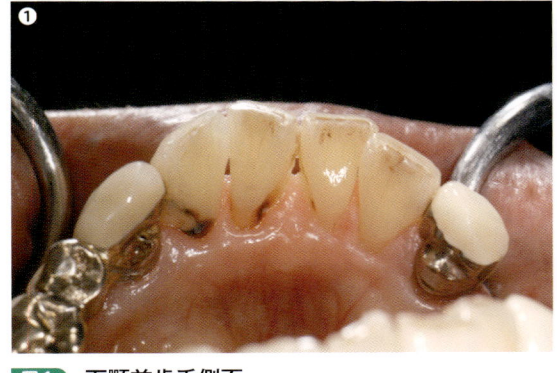 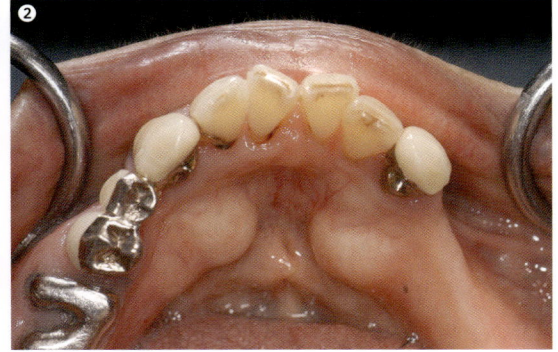

図1　下顎前歯舌側面
①83歳女性．21|1 舌側歯頸部に根面齲蝕がみつかった
②口腔底には唾液がほとんど認められず，気泡になっていた

症例を振り返って

　この患者さんは，3年ほど前に狭心症を患いバイパス手術を受けていました．胃炎や脂質異常症もあり多剤服用となっており，そのほとんどに副作用として口渇があります．口腔底には唾液がほとんど認められず，気泡になっていました（図1-②）が，下顎前歯舌側面に歯石は沈着していません．下顎にはパーシャルデンチャーを装着していますが，その際，ときどき粘膜がこすれ痛みを感じることがあるそうです．薬剤の変更が可能かどうか，かかりつけ医に相談しましたが，変更は難しいとのことでした．

　症例を振り返ってみると，9年前の初診時には下顎前歯部舌側に歯石沈着が認められ（図2-①），口腔底は唾液で潤っていました（図2-②）．さらに，初診から3年後の補綴治療から2年には，やはり下顎前歯舌側には歯石が付き（図3-①），口腔底には唾液が認められました（図3-②）．

　刺激唾液分泌量を測定すると，初診時は1.3mL/分と「正常」，初診から3年後で補綴治療から2年の時点でも，1.0mL/分と問題はありませんでした．初診から9年，補綴治療から8年の時点では0.4mL/分となっており，「唾液分泌低下（0.7mL/分以下）[1]」を生じていました（表1）．

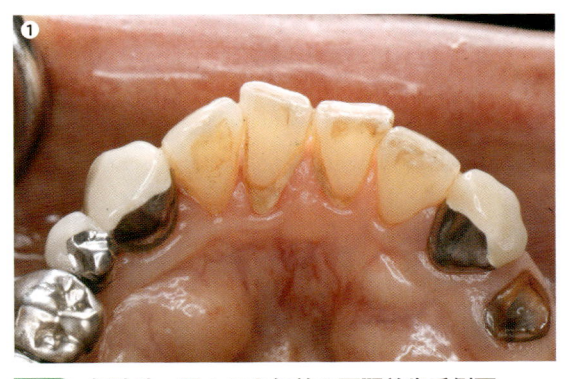
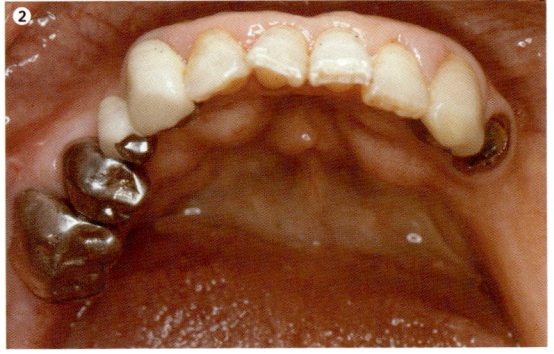

図2　初診時，図1の9年前の下顎前歯舌側面
①74歳．下顎前歯部舌側に歯石沈着が認められる
②口腔底は唾液で潤っていた

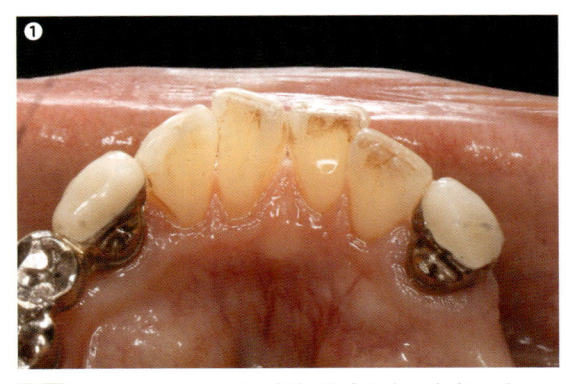
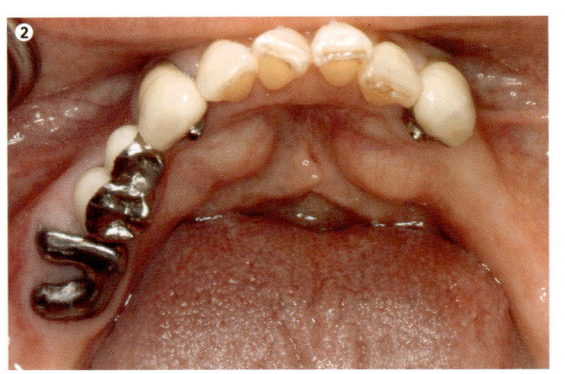

図3　初診から3年後，補綴治療から2年経ったころの下顎前歯舌側面
①77歳．下顎前歯部舌側に歯石沈着が認められる
②口腔底は唾液で潤っていた

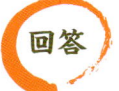　刺激唾液分泌量の変化

測定時期	分泌量（mL/分）
初診時	1.3
初診から3年	1.0
初診から9年	0.4*

＊分泌量が0.7mL/分以下となり，唾液分泌低下と診断

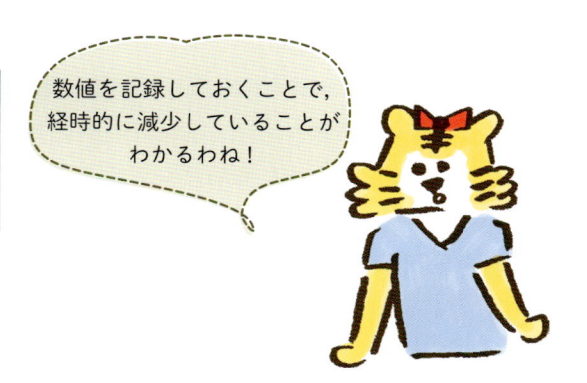

数値を記録しておくことで，経時的に減少していることがわかるわね！

時系列で患者さんを見る目を養おう

質問1 なぜ，下顎前歯舌側歯頸部に齲蝕ができるようになったのでしょうか？

回答　初診から6，7年は下顎前歯舌側に歯石沈着が認められましたが，これは舌下腺唾液および顎下腺唾液が舌下小丘および舌下ヒダから正常に分泌されていたことを意味します．しかし，直近2，3年は加齢とともに多剤服用の影響があり，顎下腺および舌下腺から唾液が分泌されにくくなり，口腔底で唾液が気泡状になっていました．その結果，歯石は形成されなくなりましたが，付着したプラークに自浄作用が働かず，プラークの細菌叢のバランスが崩れました．このような環境の変化により，酸が産生され，口腔内に留まりやすい状態となり，下顎前歯舌側の根面に齲蝕が発症したと考えられます．

　「歯石が付いて取るのが大変だったのに，いまは付かなくなった」というのは口腔内環境が変化しているサインなのです．「歯石が付かなくなってよかった」ではなく，齲蝕が生じる前に対策を立てる必要があります（本症例ではうまくいきませんでしたが……）．

　唾液分泌低下に対しては唾液分泌促進薬を処方することもありますが，多剤服用している場合は薬剤を増やしたくないので処方しません．効果はそれほど期待できませんが，口腔保湿剤を使用する場合もあります．さらに，齲蝕の発症や進行の予防のために，フッ化物配合歯磨剤を使用したブラッシングに加え，フッ化物配合洗口剤を使用してもらいます．

　今回は時系列で患者さんを見たことで，口腔の変化から，全身状態や投薬による影響を振り返って考察することができました．これらの変化は，患者さんが長期にわたり定期的に来院してくださったからこそ見えてきたものです．また，この患者さんも「生涯にわたりおいしいものを食べたい」という想いがあり，だからこそ，来院を継続できたのかもしれません．このような変化を"見逃さない"ためには，「患者さんと長くかかわること」が大事です．そのためにも，メインテナンスの大切さを伝えられる歯科衛生士になりましょう．そのうえで，時系列で患者さんを見る目を養う必要があります．

メインテナンスに送り出す目安

　メインテナンスを成功させるには，私たち歯科医療従事者が正しい知識をもつとと

もに，患者さんと長くかかわろうとする姿勢が大切です．そして，患者さんがメインテナンスの意義を理解し，定期的に来院してもらわなければそれは実現しません．そのため，メインテナンスに移行したタイミングから，一定の基準をもって包括的に患者さんの状態を把握することで，術者と患者さんがメインテナンスの目的を見失わず，長期的な来院につながるのではないかと考えています．このような考えから，当院ではメインテナンスに送り出す目安を設けています．これは，歯周病，齲蝕，咬合，顎関節の状態，そして患者さんの協力度などから判断し，これらの情報はメインテナンスを行うときの参考にします（**表2**）．

歯周病

　歯周病については，PPD，BOP，歯肉辺縁からの出血，そしてPCRを確認します．当院では「PCRが20％以下で，PPDが3～4mm以下，BOPが認められない」ことを歯周治療の目標と考えています．

　PPDとBOPは6点法で測定しています．以前は，BOPは16％未満を目安にしていました．これは，Langらにより報告された「BOPは付着喪失を正確には予測できないが，4回のメインテナンス中4回とも出血した歯周ポケットは30％の付着喪失の可能性があり，全顎で16％またはそれ以上の出血部位をもつ患者は付着喪失の可能性が高い[2]」，および「BOPがみられない場合は，疾患の進行する可能性が低い[3]」ことを参考にしています．

　しかし，歯周病およびインプラント周囲疾患の新分類において，全顎でBOPが10％未満であれば，歯周組織は健康であると定義された[4]ため，当院では現在BOP10％未満をメインテナンスに送り出す目安にしています．もちろん，10％未満が目安といっても，できるだけBOPが認められないようにしたいと考えています．患者さんのブラッシング状況を反映する歯肉辺縁からの出血は，歯肉辺縁を探針などで擦過することでその有無を確認します．PCRが20％以下でも歯肉辺縁からの出血がある場合，来院直前に磨いたものと考えられ，ブラッシングテクニックは習得していてもブラッシング習慣が身についていないことを意味します．

　また，治療終了時に歯肉退縮や根分岐部病変が認められる場合は，その程度や状態を目安となる基準に加えています．そしてメインテナンスで経過観察をしていきます．

齲蝕

　初期齲蝕がある場合，その部位にプラークが停滞していると進行する可能性が高いので，メインテナンスに移行する前に再度フッ化物配合歯磨剤を使用した口腔衛生指導を行い，プラークを付着させないようにします．次に，齲蝕リスクを明らかにし，それに対してプロフェッショナルケアとともにセルフケアでの齲蝕リスクコントロールが実践できるかどうか確認します．歯冠部だけでなく，歯周治療後の歯肉退縮による露出根面も対象となります．

咬合の安定

　咬合の安定を見るため，顎位が中心位，咬頭嵌合位（中心咬合位）であるのかチェックします．天然歯であれば

表2　**メインテナンスに送り出す目安**

- **歯周病**
  - PPD（3～4mm以下）
  - BOP（10％未満）
  - 歯肉辺縁からの出血がない
  - PCR（20％以下）
- **齲蝕**
  - 初期齲蝕に対するフッ化物配合歯磨剤を使用した口腔衛生指導
  - 齲蝕リスクコントロールの確認
- **咬合の安定**
  - 顎位・咬合様式の確認
  - ブラキシズム・噛み癖（異常習癖）・TCHの有無
- **顎関節に疼痛や運動障害がないか**
- **口腔粘膜や舌に異常はないか**
- **患者さんの理解とコンプライアンスが得られているか**

咬合様式が犬歯誘導なのかグループファンクションなのか，そして総義歯であればフルバランスドオクルージョンであるのかを確認します．

さらに，ブラキシズムや噛み癖（異常習癖），TCHの有無を把握します．就寝時にスプリントを装着している場合，毎日使用しているのかどうかも確認します．

その他（顎関節・口腔粘膜・患者さんの理解）

顎関節に関しては，疼痛や運動障害がないかを確認するために，咀嚼筋などの触診を行います（**column**）．初診や治療時の状態と比較して，変化があるかどうか確認します．その際，口腔粘膜や舌の視診も欠かせません．

そして，何より大切なことは，メインテナンスに対する患者さんの理解とコンプライアンスが得られているかどうかです．当院では，予約時間を守るか，キャンセルが多くないか，そして無断キャンセルがないかといった，それまでの来院時の様子から判断しています．

患者さんの変化を見逃さないために

初診時は患者さんの口腔以外にも，疾患を含めた全身状態や，服用している薬剤を問診などで確認します．しかし，メインテナンス来院時には，患者さんの日常生活の変化を見落としがちです．たとえば，予約を忘れていないか，歩行などの動作に変化がないか，耳が聞こえにくくなっていないか，新たに病気になっていないか，薬剤が増えたり変わっていないかといった日常生活の変化を知るために，行動の観察や問診が重要になります．

患者さんの些細な変化に気づくためには，スタッフ全員で気配りすることと診療室の環境整備が重要です．そのためには，十分な診察時間の確保や適切な照明設備など，物理的な環境の整備に加え，院長をはじめとする全スタッフの理解と協力による医院全体のチームワークが不可欠です．

それが実現できれば，病気のサインとリスクだけでなく，治療に対する患者さんの想いも見逃さない歯科衛生士になれるでしょう．

これでトレーニングはひとまず終わります．次ページからの卒業試験にチャレンジし，学んだことを確実なものにしていただければ幸いです．

■ **参考文献**

1）景山正登．安静時唾液に着目したカリエスリスク判定とその対応．歯界展望 2007；110：41-9.

2）Lang NP et al. Bleeding on probing. A predictor for the progression of periodontal disease?. J Clin Periodontol 1986; 13: 590-6.

3）Lang NP et al. Absence of bleeding on probing. An indicator of periodontal stability. J Clin Periodontol 1990; 17: 714-21.

4）Chapple ILC et al. Periodontal health and gingival diseases and conditions on an intact and a reduced periodontium: Consensus report of workgroup 1 of the 2017 World Workshop on the Classification of Periodontal and Peri-Implant Diseases and Conditions. J Periodontol 2018; 89 (Supple 1): 74-84.

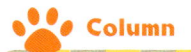 **Column**

顎関節および咀嚼筋の触診手順を確認するのニャ！

　顎関節の診査では，疼痛や運動障害がないか触診とともに開口量を測定します．また，咀嚼筋（咬筋，側頭筋，外側翼突筋，内側翼突筋）などに対しても触診を行います．顎関節，咀嚼筋等の触診は**図A**を使用して，座位で行います．

　触診は，口腔外から始めます．顎関節は，皮膚の上から顎関節（1）を触診しますが，小指を外耳道に入れて行う場合もあります．次に咬筋の起始部（2），中央（3），停止部（4）を触診します．側頭筋は前部（5）と後部（6）に行います．

　それから，胸鎖乳突筋は起始部（7），中央（8），停止部（9）に分け，首を前屈させ左側に向けたときに右側を，右側に向けたときに左側を触診します．僧帽筋の触診は，ユニットからすこし背中を離していただき，上部（10）と下部（11）に行います．最後に，後頭部（12）と頭頂部（13）を示指で触診します．

　続いて口腔内に移り，外側翼突筋（14）と内側翼突筋（15）を触診します．触診で得られた評価を，各番号の横に±（すこしの圧痛），＋（圧痛），＋＋（強い圧痛）で記入します．そして，初診や治療時の状態と比較し，変化があるかどうか確認しています．

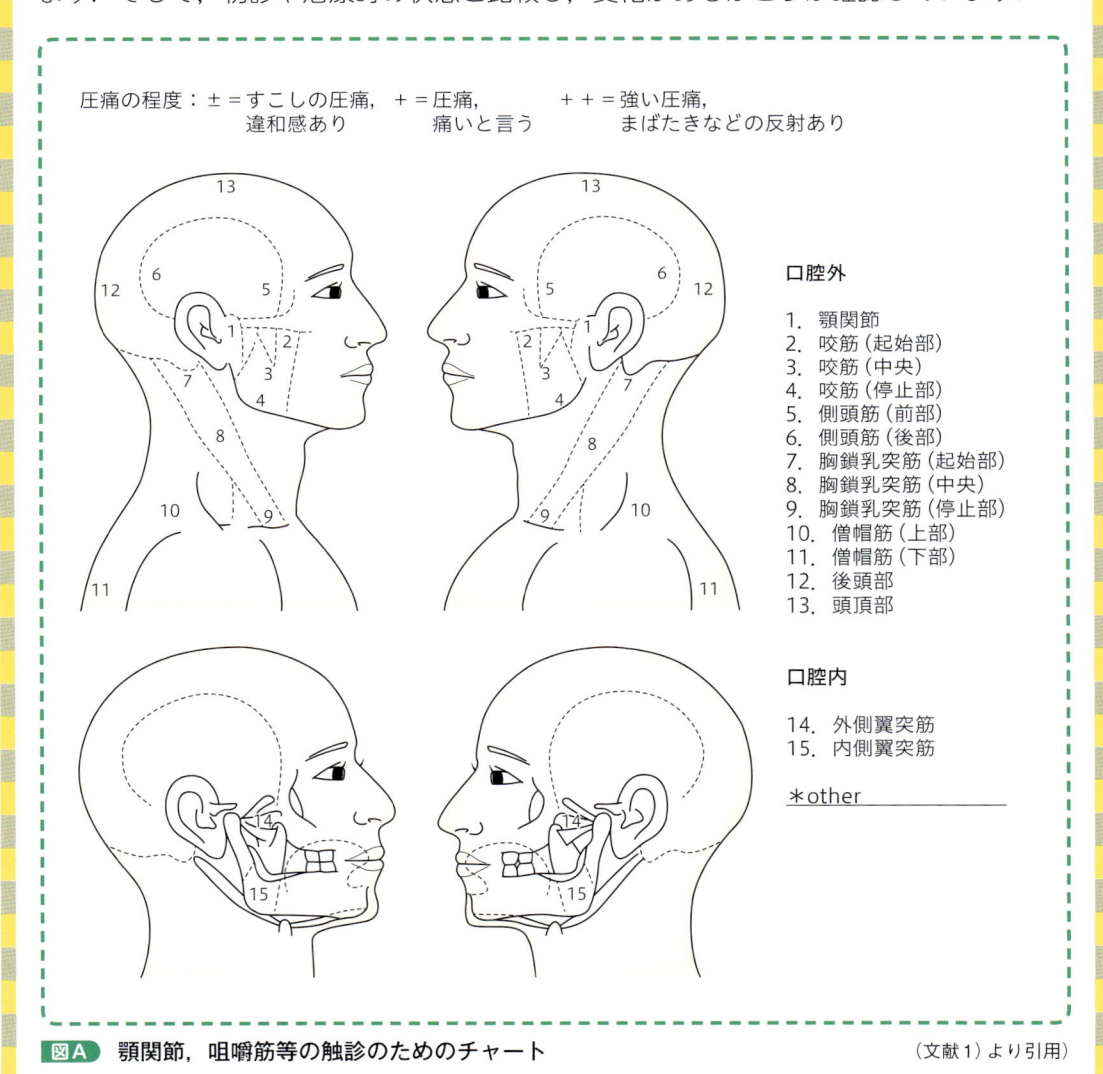

図A 顎関節，咀嚼筋等の触診のためのチャート　　　　　　　　　　　　（文献1）より引用）

■ 参考文献
1）山下　敦・他. 最新 生理咬合学と顎関節症の治療. クインテッセンス出版；1993. P.159-88.

卒業試験

1） プラークが除去しにくくなる原因を1つ選べ (序章)

    a. 砂糖摂取が多い

    b. 塩分摂取が多い

    c. タンパク質摂取が多い

    d. カルシウム摂取が多い

2） 歯冠部のエナメル質初期齲蝕病変を検出するための正しい順番を1つ選べ (1章)

    a. プラークの除去→歯面の湿潤→歯面の乾燥→歯面の視診, 触診

    b. プラークの除去→歯面の視診, 触診→歯面の湿潤→歯面の乾燥

    c. プラークの除去→歯面の乾燥→歯面の湿潤→歯面の視診, 触診

    d. プラークの除去→歯面の視診, 触診→歯面の乾燥→歯面の湿潤

3） エナメル質初期齲蝕病変の活動性に当てはまるものを2つ選べ (1章)

    a. 平滑

    b. 粗造

    c. 光沢がある

    d. 光沢がない

4） 齲蝕好発部位でない部位を1つ選べ (1章)

    a. 舌側

    b. 歯頸部

    c. 隣接面

    d. 咬合平面に達していない小窩裂溝

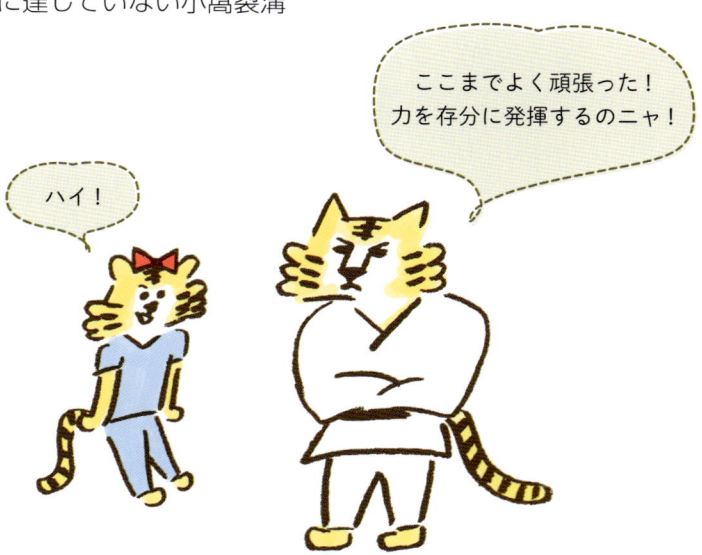

5) 活動性初期根面齲蝕病変で，再石灰化を図り齲蝕を管理できる実質欠損の深さはどれか．1つ選べ (4章)

    a. 0.1mm未満

    b. 0.3mm未満

    c. 0.5mm未満

    d. 1.0mm未満

6) 根分岐部病変の分類で，歯科衛生士が特に見逃してはいけない度数はどれか．1つ選べ (6章)

    a. 0度

    b. I度

    c. II度

    d. III度

7) 歯周組織検査で認められた以下の所見のうち，咬合性外傷を示唆する所見として誤っているものを1つ選べ (7章)

    a. 歯肉退縮

    b. フレミタス

    c. 歯の動揺が1度以上

    d. X線所見で歯根膜腔の拡大および垂直性吸収

8) Tooth Wearのうち，もっとも重篤な歯質の喪失を引き起こすものはどれか．1つ選べ (8章)

    a. 咬耗

    b. 摩耗

    c. 酸蝕

    d. Erosive Tooth Wear

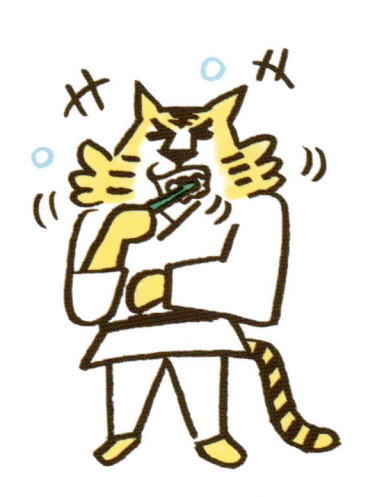

9) 歯根破折に特有の所見を2つ選べ (10章)

  a. 歯肉の色調の変化

  b. 根尖部歯肉に認められる瘻孔

  c. 1〜2カ所の限局した深い歯周ポケット

  d. 根尖孔を中心とした同心円状のX線透過像

10) 異常習癖であるブラキシズムに含まれないものを1つ選べ (12章)

  a. タッピング

  b. クレンチング

  c. グラインディング

  d. シャイニングスポット

11) 口腔内外チェックのうち，口腔内チェックにあたるのはどれか．1つ選べ (14章)

  a. 顎関節のチェック

  b. 頭部・頸部のチェック

  c. 口唇と口唇粘膜のチェック

  d. 頭頸部の非対称性のチェック

12) 原発性口腔カンジダ症に分類されないものを1つ選べ (15章)

  a. 二次性口腔カンジダ症

  b. 慢性萎縮性口腔カンジダ症

  c. 慢性肥厚性口腔カンジダ症

  d. 急性偽膜性口腔カンジダ症

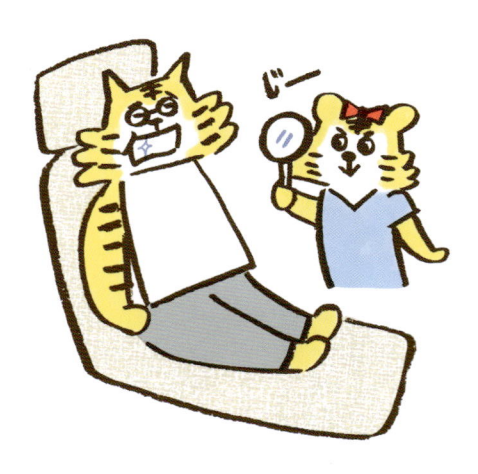

13) 歯科衛生士が初回の検査でTCH (Tooth Contacting Habit) を効率的にスクリーニングする方法として，もっとも適切なものを2つ選べ (16章)

    a. 閉眼判定法

    b. TCHの問診票

    c. 舌圧痕などの所見

    d. 行動診察法 (歯列離開テスト，歯列接触テスト)

14) 刺激唾液分泌量の正常値はどれか．1つ選べ (17章)

    a. ＞0.1 mL/分

    b. ＞0.5 mL/分

    c. ＞0.7 mL/分

    d. ＞1.0 mL/分

15) 腺型シェーグレン症候群は，どのシェーグレン症候群に分類されるか．1つ選べ (18章)

    a. 一次シェーグレン症候群

    b. 二次シェーグレン症候群

    c. 症候性シェーグレン症候群

    d. 潜在型シェーグレン症候群

16) 景山歯科医院においてメインテナンスに移行する際，確認している項目をすべて選べ (終章)

    a. PCR (目標：20%以下)

    b. BOP (目標：10%未満)

    c. PPD (目標：3~4 mm以下)

    d. 歯肉辺縁からの出血 (目標：歯肉辺縁からの出血が認められない)

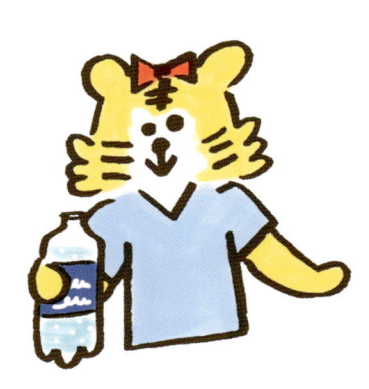

解答

1) 解答：**a**

2) 解答：**c**

3) 解答：**b, d**

4) 解答：**a**

5) 解答：**c**

6) 解答：**b**

7) 解答：**a**

8) 解答：**d**

9) 解答：**a, c**

10) 解答：**d**

11) 解答：**c**

12) 解答：**a**

13) 解答：**b, c**

14) 解答：**c**

15) 解答：**a**

16) 解答：**a, b, c, d**

ここからくわしい解説を
チェックするニャ！
https://www.ishiyaku.
co.jp/ebooks/463330/

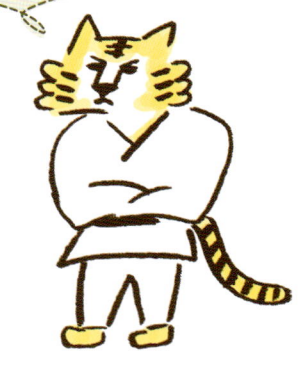

索引

あ

アフタ性口内炎 86
アブフラクション 49, 51
安静時唾液 89, 93
異常習癖 65
齲蝕活動性評価 17
齲蝕リスクコントロール 17
齲蝕リスク評価 17
エナメル質初期齲蝕病変 8, 16, 19, 104

か

下顎隆起 86
活動性エナメル質初期齲蝕病変 10, 11, 19
活動性初期齲蝕病変 24
活動性病変 10, 17, 19, 23, 107
噛み癖 55, 62, 65, 101
関節リウマチ 95
義歯性口内炎 79
頬粘膜圧痕 85, 87
食いしばり 63
くさび状欠損 44, 48
グラインディング 63
グループファンクション 66

クレンチング 63
犬歯誘導咬合 66
口腔カンジダ症 77, 106
口腔潜在的悪性疾患 74
口腔内外チェック 72, 76, 106
口腔内乾燥症 89
咬合性外傷 38, 40, 105
咬合調整 38, 63
咬合様式 66
咬頭嵌合位 64, 66
咬頭干渉 63, 66
紅板症 73
誤咬 82
骨縁上組織付着 69
骨隆起 86
根管性破折 53
根尖性破折 53
根分岐部病変 33, 67, 105

さ

再石灰化 19, 24, 89, 105
──療法 10, 19
皿状欠損 48
酸蝕 45, 49, 88, 93, 105
シェーグレン症候群 89, 93, 107

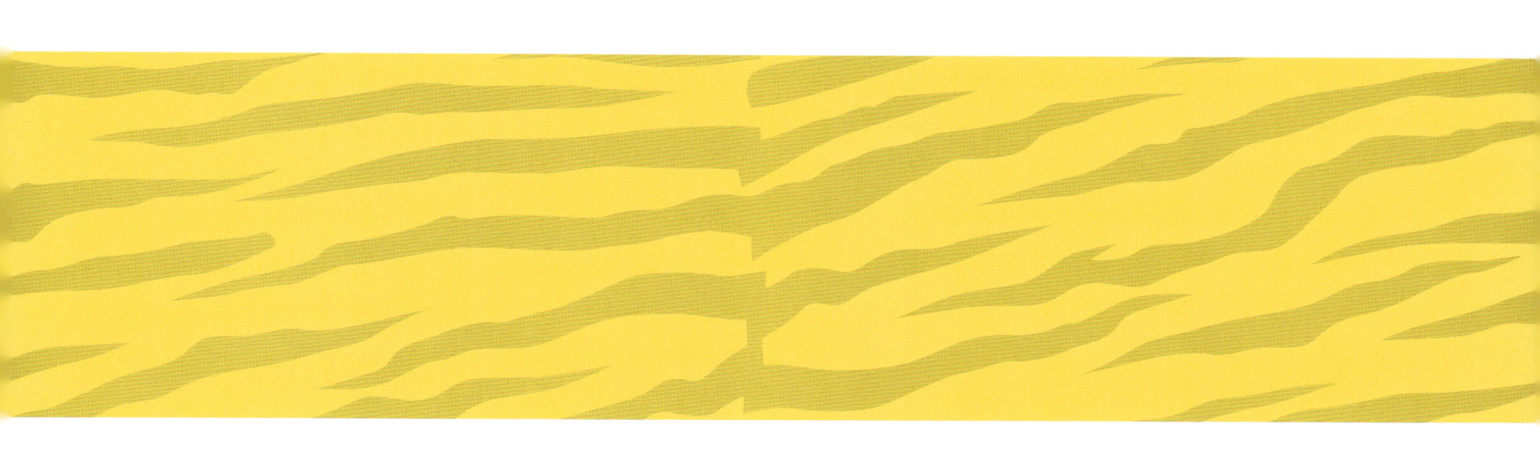

歯冠形態修正 ················· 67

歯冠性破折 ················· 53, 57

刺激唾液 ················· 89, 93, 99, 107

歯根破折 ················· 52, 59, 62, 86, 105

歯肉辺縁からの出血 ················· 101

シャイニングスポット ················· 61, 105

上下歯列接触癖 (TCH)

················· 65, 82, 102, 107

初期齲蝕病変 ················· 8, 17, 104

皺襞 ················· 64

生物学的幅径 ················· 69, 70

舌圧痕 ················· 81, 107

前癌状態 ················· 74

前癌病変 ················· 73

早期接触 ················· 63, 66

た

唾液 ················· 8, 17, 27, 88, 93, 99, 107

　——腺機能低下症 ················· 89

　——分泌低下 ················· 89, 93, 99

タッピング ················· 63

地図状舌 ················· 87

な

乳頭腫 ················· 74

乳頭肥大 ················· 75

粘膜病変 ················· 72, 77

は

白板症 ················· 72

非齲蝕性歯頸部歯質欠損 ················· 47

非活動性病変 ················· 10, 17, 20, 24

病気のサインとリスク ················· 2, 6

プラークコントロール ················· 11, 27, 30

ブラキシズム

················· 40, 55, 61, 63, 65, 102, 106

フルバランスドオクルージョン ················· 66

フレミタス ················· 38, 63, 105

平衡側咬頭接触 ················· 63

扁平上皮癌 ················· 75

ま

摩耗 ················· 44, 49, 105

メインテナンス

················· 32, 38, 73, 98, 100, 102, 107

　——に送り出す目安 ················· 101, 107

や

予防的介入 ················· 14

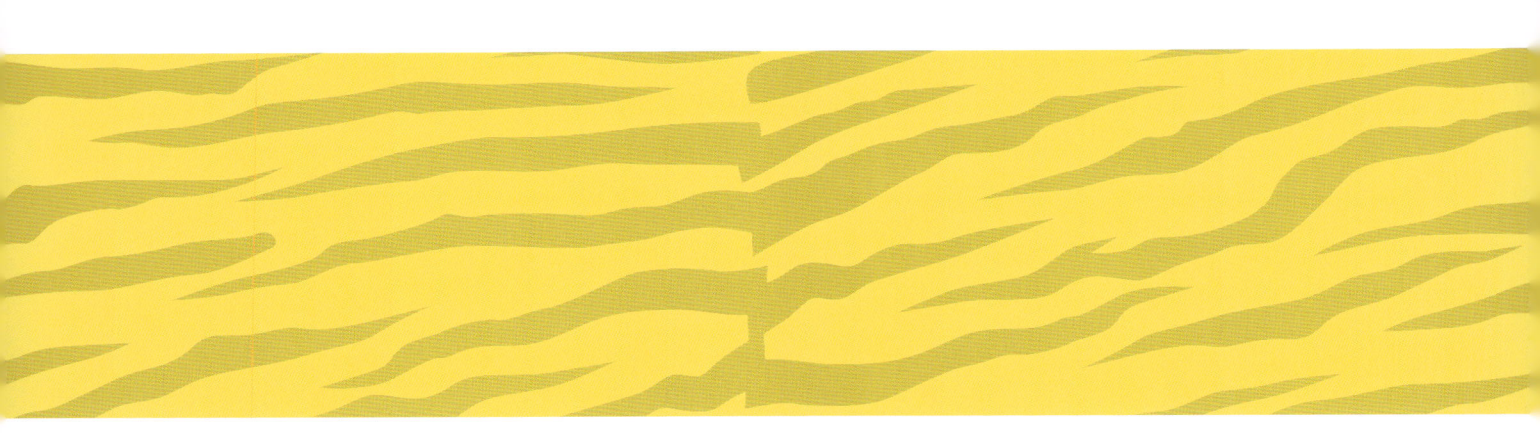

ら

隣接面齲蝕 ……………………………… 11, 12

英

biologic width ……………………………… 69

Blackの分類 ……………………………… 44

BOP ……………………………… 12, 101

Erosive Tooth Wear ……………………… 45

NCCL ……………………………………… 47

supracrestal tissue attachment …… 69

TCH ……………………… 65, 82, 102, 107

Tooth Wear ………………… 42, 47, 50, 105

Walshの下唇反転試験 ………………… 90

おわりに

　本書では，「歯科衛生士が患者さんの口腔をみるときに，"何か変だな""いつもと違う？"といった違和感から患者さんの異変・不調を見逃さないための視点を鍛えること」・「病気のサインやリスクを見逃さないために必要な検査をしっかり行い，的確な判断と迅速な対応ができるようになること」・「生涯にわたり患者さんの健康を支えられる専門家になるために，時系列で患者さんを見る目を養うこと」を目指した.

　見逃さない歯科衛生士になることを願い，読者の皆様には，トレーニングセンターである"虎の穴"に入っていただいた．トレーニングするにあたり，「患者さんと長くかかわっていこう」という姿勢をもつことが大切であることを付け加えたい．さらに，患者さんの些細な変化を見逃さないために，担当歯科衛生士だけでなくスタッフ全員で気配りできるよう医院全員のチームワークも欠かすことはできない.

　"虎の穴"でのトレーニングが，皆様の新たな一歩を踏み出す追い風になれば幸いである.

　最後に，当院のマネジメントに欠かすことのできない，妻であり歯科医師の景山亜由美先生，実際に患者さんを担当している歯科衛生士の飯田しのぶさん，田中浩子さん，そして歯科技工士の卜部洋憲さんに感謝の意を表します.

景山 正登

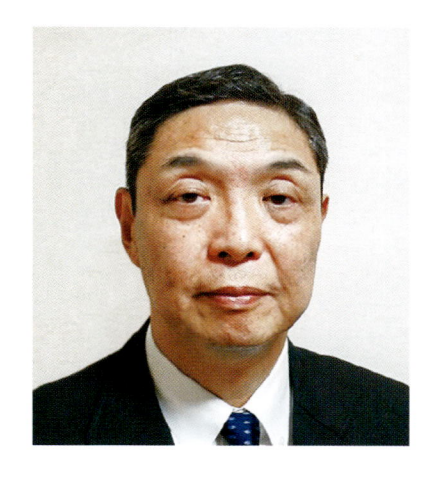

🐾 **景山 正登**　Masato Kageyama
東京都中野区・景山歯科医院院長
（歯科医師・歯学博士）

1979年　日本大学歯学部 卒業
1983年　日本大学大学院歯学研究科（組織学専攻）修了
1983年〜景山歯科医院 開業
　　　　日本歯周病学会 認定専門医，認定指導医
　　　　日本大学歯学部 兼任講師（解剖学）
　　　　中野予防歯科研修会 顧問

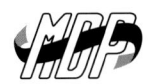

デンタルハイジーンBOOKS
見逃さない歯科衛生士養成 虎の穴
メインテナンス＆リスクコントロールの視点

ISBN978-4-263-46333-8

2025年 3 月25日　第1版第1刷発行

著 者　景 山 正 登
発行者　白 石 泰 夫
発行所　**医歯薬出版株式会社**

〒113-8612　東京都文京区本駒込1-7-10
TEL.（03）5395-7636（編集）・7630（販売）
FAX.（03）5395-7639（編集）・7633（販売）
https://www.ishiyaku.co.jp/
郵便振替番号 00190-5-13816

乱丁．落丁の際はお取り替えいたします．　　　　　　　印刷・真興社／製本・明光社
© Ishiyaku Publishers, Inc., 2025.　Printed in Japan